Este libro tiene fines informativos y divulgativos. Aunque está basado en la experiencia clínica y el conocimiento médico de la autora, no sustituye en ningún caso la valoración, diagnóstico o tratamiento individualizado por parte de un profesional sanitario cualificado. Ante cualquier duda relacionada con su salud, se recomienda consultar con su médico.

Algunos casos clínicos descritos en este libro están basados en situaciones reales de consulta, pero han sido adaptados y modificados para preservar la confidencialidad de las pacientes.

Primera edición: Mayo 2026

Autora: Dra. Sonia Albero Amorós

Prólogo: Dr. Santiago Palacios

Diseño y maquetación: Manuel Sánchez

Diseño de portada: Lorena Guerrero Lizán

ISBN edición impresa: 978-84-09-85047-1

Depósito Legal: A279-2026

info@drasonialbero.com
www.drasonialbero.com

# DEDICATORIA

Hay viajes que solo existen porque alguien enciende el motor y alguien ilumina el cielo.

*A David,*

*el motor silencioso de nuestro cohete,*

*mi impulso constante incluso cuando dudo.*

*A Andreu y Saúl,*

*mis estrellas más brillantes,*

*mi certeza mientras busco respuestas.*

*A mis padres y a mi hermana,*

*por ser el origen de todo lo que soy*

*y el lugar al que siempre vuelve mi brújula.*

# Índice

*Toda transición empieza mucho
antes de que sepamos nombrarla.*

# Prólogo

Durante décadas la medicina explicó la salud femenina como si estuviera dividida en dos grandes momentos: la fertilidad y la menopausia. Todo lo que ocurría entre ambos fue interpretado con frecuencia como ruido biológico, cambios de carácter o simplemente estrés. Sin embargo, entre esos dos puntos existe un largo intervalo vital que durante mucho tiempo no supimos escuchar con suficiente atención.

Este libro propone precisamente eso: escuchar ese intervalo.

No presenta la menopausia como un acontecimiento puntual que aparece de forma brusca, sino como un proceso progresivo de reorganización fisiológica. Y, sobre todo, como una etapa que puede comprenderse. Ese es probablemente uno de sus mayores méritos: ofrecer lenguaje y coherencia allí donde durante años muchas mujeres solo encontraron incertidumbre.

Comprender, sin embargo, no es únicamente resolver una duda. Comprender cambia la forma de actuar. Cuando una mujer entiende que muchos de los cambios asociados a esta etapa no aparecen de repente, sino que comienzan años antes —en el sueño, la energía, la capacidad de recuperación, la regulación emocional o el metabolismo— la medicina deja de ser reactiva y empieza a ser preventiva. Y la prevención no consiste en evitar el paso del tiempo. Consiste en acompañar correctamente a una biología que está cambiando.

Durante mucho tiempo la menopausia fue situada en un territorio ambiguo: no era una enfermedad, pero tampoco parecía un proceso que requiriera una verdadera estrategia médica. Esa visión condujo a una idea muy extendida: si no es una enfermedad, lo único que queda es soportarla. Hoy sabemos que esa interpretación es simplista.

La transición hormonal es un periodo de reorganización neuroendocrina y metabólica que influye en múltiples sistemas del organismo: el cardiovascular, el musculoesquelético, el cerebral, el metabólico, el inmunológico. Y precisamente porque se trata de un proceso fisiológico, también es un proceso que puede modularse.

La medicina contemporánea no pretende medicalizar la vida. Lo que pretende es evitar que un cambio biológico previsible termine convirtiéndose en un deterioro que podría haberse prevenido.

En este sentido, uno de los cambios más relevantes en el abordaje actual consiste en desplazar el foco de la conversación. Durante años el objetivo fue tratar los sofocos. Hoy entendemos que el objetivo es más amplio: preservar la función.

Muchas de las alteraciones asociadas a la menopausia no comienzan cuando aparecen los síntomas. Empiezan antes y lo hacen de forma silenciosa: la pérdida progresiva de masa muscular, la inflamación de bajo grado, la resistencia a la insulina, las alteraciones del sueño profundo, la redistribución de la grasa corporal o los primeros signos de fragilidad ósea. Cuando los síntomas se hacen visibles, algunos de estos procesos llevan tiempo en marcha.

Por ello, la estrategia actual se basa en intervenir de manera escalonada y personalizada. El estilo de vida adquiere un papel terapéutico real. El movimiento estructurado, especialmente el entrenamiento de fuerza, protege el hueso, el músculo y el metabolismo; la actividad aeróbica contribuye a modular la inflamación y el estado de ánimo. La nutrición se orienta a preservar la masa magra, mejorar el control glucémico y favorecer el equilibrio de la microbiota y del metabolismo estrogénico. El sueño y el ritmo circadiano se convierten en objetivos clínicos, al igual que la regulación del estrés y del eje neuroendocrino que lo acompaña.

A estas medidas se suman intervenciones no farmacológicas que durante años quedaron en un segundo plano, pero que hoy forman parte de un abordaje más completo: la fisioterapia del suelo pélvico, las estrategias para mejorar el sueño, los tratamientos dirigidos a la sequedad o al dolor vulvovaginal, o los abordajes centrados en la sexualidad y el bienestar psicoemocional.

Y cuando el impacto clínico lo requiere, la medicina dispone hoy de tratamientos farmacológicos seguros y bien estudiados. La terapia hormonal, indicada en pacientes adecuadamente evaluadas, puede aliviar síntomas vasomotores, preservar la salud ósea, mejorar el sueño y contribuir a un mejor equilibrio metabólico. Para aquellas mujeres que no pueden o no desean utilizarla, existen también alternativas no hormonales capaces de abordar muchos de los síntomas de esta etapa.

El mensaje importante es que la menopausia no es una etapa sin opciones terapéuticas.

Pero quizá el cambio más relevante no sea únicamente médico, sino cultural. La divulgación más valiosa no es aquella que simplifica en exceso la biología, sino la que permite comprenderla y convivir con ella. Cuando una mujer entiende lo que está ocurriendo en su cuerpo, muchas sensaciones que antes parecían inconexas empiezan a tener sentido. Y cuando aparece ese sentido, desaparece también con frecuencia la culpa o la sensación de fragilidad.

La mujer deja de pensar que algo en ella está fallando y comienza a entender que su fisiología está cambiando y que puede adaptarse a ese cambio.

En ese sentido, el valor de este libro reside también en la mirada de su autora. La doctora Sonia Albero, ginecóloga profundamente comprometida con la salud de la mujer, logra tender un puente entre el conocimiento médico y la experiencia cotidiana de muchas mujeres que atraviesan esta etapa. Con sensibilidad clínica y claridad divulgativa, consigue traducir procesos complejos en explicaciones comprensibles, cercanas y útiles. Esa combinación de rigor científico y cercanía humana no es frecuente, y es precisamente lo que convierte a este libro en una herramienta valiosa tanto para mujeres que buscan entender lo que les ocurre como para profesionales interesados en una visión más integradora de la menopausia.

La medicina del futuro probablemente no se definirá solo por su capacidad de tratar enfermedades, sino también por su capacidad de anticiparlas. En la salud femenina esto significa pasar de reaccionar ante la menopausia a comprenderla antes de que se manifieste plenamente.

Anticipar no significa alarmar. Significa ofrecer herramientas antes de que el deterioro sea inevitable.

La transición hormonal comienza antes de lo que durante años fuimos capaces de explicar, pero también empieza antes la oportunidad de intervenir. Cuando la medicina se convierte en comprensión, la paciente deja de ser únicamente paciente y se convierte en gestora de su propia biología.

Y ese es, quizá, el objetivo más profundo de este libro: no evitar el paso del tiempo, sino permitir atravesarlo con información, criterio y libertad.

**Dr. Santiago Palacios**
*Fundador y Director Médico de Clínica Palacios.*

Pionero en salud de la mujer. Especialista en Menopausia, osteoporosis y medicina regenerativa, con más de 45 años de experiencia.

# Algunos profesionales ya lo leyeron...

"Estamos ante una obra con una visión profundamente personal e intimista, con un formato muy directo y claro, es sencillamente imprescindible."

**Dr. Francisco Sellers. Ginecólogo.**
*Fundador de clínica ginecológica Elda.*

"Tuve la oportunidad de acompañar a la Dra. Sonia Albero durante su formación como especialista y siempre me llamó la atención su forma de escuchar y de intentar entender lo que hay detrás de lo evidente. Este libro es, en esencia, una prolongación de esa mirada centrada en la perimenopausia, una etapa imprecisa y no bien analizada de la vida de la mujer.

Aborda la tarea de un modo muy original y personal, y está escrito a medio camino entre la conversación y la confidencia, con cercanía, pero sin perder en ningún momento el rigor. Conseguirá sin duda que la lectora que esté "navegando" por esta etapa, no solo aprenda y entienda, sino que se reconozca y se capacite para afrontarla y tomar decisiones.

En mi opinión, se trata de un texto accesible y valioso para mujeres que desean comprender mejor una fase clave de su vida."

**Francisco Quereda Seguí.**
*Profesor titular de la Universidad Miguel Hernández y Jefe de Servicio de Ginecología y Obstetricia del Hospital Universitario de San Juan de Alicante*

"Guía indispensable para todas las mujeres. Lectura fácil, comprensiva y muy amena. Trata prácticamente todos los aspectos relacionados con la salud en el contexto de la menopausia. En cada clave se aprenden los cambios que acontecen y se orienta de manera práctica y sencilla pero con conocimiento y profesionalidad, hacia una mejora de la calidad de vida. Magnífica! He disfrutado y aprendido mucho, enhorabuena Sonia."

**Dra. Eva Ruiz.**
*Profesora asociada de la Universidad Miguel Hernández y Jefa de la unidad de Menopausia del Hospital Universitario de San Juan de Alicante.*

"Es un libro que invita a tomar conciencia sobre el cuidado de la salud femenina desde una mirada amplia y profundamente necesaria. No se centra únicamente en la menopausia, sino también en la transición hacia ella, abordando cómo entenderla y afrontarla desde sus pilares clave para favorecer la prevención y, tener una mejor calidad de vida a corto y a largo plazo.

Con un lenguaje claro, cercano y a la vez respaldado por el rigor científico, recorre puntos claves (estrellas) como el ejercicio, la nutrición, el equilibrio hormonal y la mentalidad. Da respuesta a muchas de las dudas que, como mujeres y en consulta nuestras pacientes, nos hacemos diariamente.

En definitiva, te invita a despertar, a comprenderte mejor y que querrás tener siempre a mano para acompañarte.

Gracias a la Dra. Sonia Albero por el conocimiento, sensibilidad y compromiso con la salud de la mujer."

**Dra. Alejandra García-Villalba.**
*Ginecóloga. Directora médica de Vida Fertility Institute Alicante.*

"Haber coincidido con la Dra. Sonia Albero durante su etapa de residencia en el Hospital Universitario San Juan de Alicante me permitió conocer de cerca no solo su rigor clínico, sino también su profundo compromiso con la salud de la mujer. A través de su 'Constelación Pléyades', Sonia nos invita a transitar este 'cierre fértil' con información, criterio y una mirada integradora, transformando la incertidumbre en una oportunidad de conciencia y plenitud. Desde mi perspectiva como matrona —pieza esencial en el acompañamiento de la salud sexual y reproductiva a lo largo de todo el ciclo vital— y desde mi responsabilidad institucional, considero que esta obra recoge, por fin, la conversación que las mujeres merecían tener hace años: una invitación a dejar de ser invisibles para empezar a comprender, cuidar y liderar su propia biología."

**Dña. Montse Angulo,**
*Presidenta Colegio de Enfermería de Alicante y Vocal Matrona CGE.*

---

"Lectura reveladora y profundamente reconfortante: entender es liberador.

Escrito con claridad, sensibilidad y rigor, pero también con una comprensión profunda de lo que significa ser mujer en esta etapa. Ojalá todas las mujeres lo leyeran. Porque entender lo que nos pasa cambia la forma en que nos miramos. Y eso es poderoso.

Un libro necesario. Valiente. Y transformador. Una auténtica joya."

**Dra. Natalia Doñate Panadero**
*Médico de familia especialista en medicina estética y antienvejecimiento.*

"Una joven doctora aborda con entusiasmo en este libro con estilo muy personal y pluma suelta, todos los aspectos vitales en forma de claves que acontecen a lo largo de la transición hacia la menopausia y que te conducirán a vivir la Plenipausia. Empleando como metáfora la constelación Pléyades, explica de forma didáctica y divulgativa aquellas dudas corporales y mentales que sobrevienen a partir de los 37 años empleándose con coraje para lograr su comprensión, alivio, pérdida del miedo y liberación de culpabilidad. Un texto, en definitiva de gran mérito y relevancia transmitido con habilidad y talento."

**Dr. Ángel Rodríguez de Mata.**
*Ginecólogo y fundadora de CGI Clínica.*

"Leer a Sonia es sentir que, por fin, alguien pone orden y sentido a todo lo que muchas mujeres llevamos tiempo sintiendo sin saber explicar. Tiene una forma muy clara y cercana de hablar de la menopausia (o mejor dicho, de todo lo que empieza mucho antes) que te hace entender tu cuerpo sin miedo ni culpa.

Su enfoque de Plenipausia va mucho más allá de las hormonas: te ayuda a ver tu salud como un todo, a entender qué te está pasando y, sobre todo, a sentir que puedes liderar esta etapa con información, criterio y calma. No es solo un libro, es una guía que te acompaña de verdad."

**Dra. Susana Manso García.**
*Médico de familia y radióloga. Fundadora de PULSO Salud y Ecografía.*

"Un libro claro, profundo y muy necesario que arroja luz sobre una etapa de la vida de la mujer que durante demasiado tiempo ha sido poco comprendida. La Dra. Sonia Albero explica con gran claridad las fluctuaciones hormonales que acompañan la transición hacia la perimenopausia y la menopausia, introduciendo el concepto de las Pléyades, una visión integradora que conecta hormonas, nutrición, movimiento, descanso y mentalidad como pilares fundamentales de la salud femenina.

A lo largo de sus páginas nos ofrece herramientas valiosas para prepararnos, construir buenos cimientos y transitar esta etapa con mayor consciencia y bienestar. Un enfoque que nos recuerda que la menopausia no es el final, si no una etapa de madurez, plenitud y alineación con una misma."

**Mamen Baus.**
*Farmacéutica.*

---

"Este libro es una guía imprescindible para entender lo que le ocurre al cuerpo de una mujer a partir de los 35 años desde un enfoque práctico y actual. Ofrece herramientas útiles y aplicables en el día a día tanto a nivel nutricional como de estilo de vida por lo que es un abordaje integral de todo el proceso. Sin duda una guía que acompañará y empoderará a muchas mujeres."

**Esther Albero.**
*Farmacéutica.*

# Introducción

**La conversación que nadie empezó a tiempo**

Voy a decirte algo que probablemente nadie te ha dicho con claridad:

La menopausia no empieza cuando desaparece la regla.

Empieza mucho antes.

Empieza cuando duermes ocho horas y aun así te levantas cansada.

Cuando necesitas más esfuerzo para obtener la misma energía.

Cuando el café ya no es suficiente.

Cuando tu carácter cambia ligeramente... y te preguntas si eres tú.

Y tus análisis siguen "perfectos".

Ahí empieza.

Mucho antes de los 50. Mucho antes del último sangrado. A veces antes de los 37.

Pero como nadie te habló de esa fase intermedia, piensas que estás exagerando.

Que es estrés. Que es edad. Que es tu carácter. Que deberías poder con todo.

Durante años he visto la misma escena repetirse en consulta.

Mujeres competentes. Preparadas. Informadas. Mujeres que sostienen empresas, familias, equipos y agendas imposibles.

Y, sin embargo, llegan con una sensación íntima de desajuste.

"¿Será cosa mía?"

"¿Será estrés?"

"¿Será que estoy exagerando?"

No.

No es exageración.

No es debilidad.

No es falta de disciplina.

Es transición.

Nos enseñaron a identificar la primera regla.

Nos hablaron del embarazo.

Nos explicaron cómo evitarlo.

Pero casi nadie nos habló del inicio del cierre fértil.

Ese cierre no ocurre de golpe.

No empieza a los 50.

No empieza el día que cumples doce meses sin sangrado.

Empieza cuando la sincronía hormonal comienza a modificarse.

El problema no es que la menopausia exista. El problema es llegar a ella sin haber entendido lo que empezó años antes.

Porque cuando no entiendes el proceso, interpretas el cambio como deterioro.

Y no lo es.

Es una transición.

La transición hormonal no es un colapso.

Es una reorganización profunda.

El cuerpo empieza a priorizar distinto.

Empieza a pedir coherencia.

Empieza a exigir límites.

Empieza, incluso, a devolverte hacia ti.

Este libro nace de una frustración profesional y de una convicción clara:

La mayoría de las mujeres llegan tarde no porque no quieran cuidarse, sino porque nadie les explicó qué debían entender a tiempo.

La salud femenina no depende de una única hormona.

Depende de un sistema.

Imagina una constelación formada por siete estrellas.

Si una pierde intensidad, el cielo cambia.

No importa cuán brillantes sean las demás.

Eso es tu salud.

No es una metáfora poética. Es un modelo clínico.

He llamado a esa constelación Pléyades.

Porque, igual que en el cielo, no es una estrella aislada la que define el equilibrio, sino la interacción entre todas.

Las siete estrellas que sostienen tu salud en esta etapa son:

- ☆ Tu Tiempo Biológico
- ☆ Tu Nutrición
- ☆ Tu Ejercicio
- ☆ Tus Hormonas
- ☆ Tu Sexualidad
- ☆ Tu Gestión del Estrés y Descanso
- ☆ Tu Mentalidad

Separadas parecen áreas independientes.

Juntas explican cómo te sientes hoy.

Ninguna funciona aislada.

Ninguna puede apagarse sin afectar al resto.

Ninguna puede brillar sola durante mucho tiempo.

La transición hormonal no es un fenómeno lineal.

Es una reorganización de esta constelación.

Y este libro no aborda cada estrella como compartimentos aislados.

Te propone navegar entre ellas.

Porque entender una sola no cambia tu salud.

Entender el sistema completo sí.

Liderar esta etapa no consiste en controlar una hormona.

Consiste en aprender a coordinar tu constelación.

Este libro recoge 31 claves para que entiendas lo que está ocurriendo antes de que el ruido se convierta en síntoma.

No está escrito para asustarte. Está escrito para despertarte.

No encontrarás aquí recetas milagro. Encontrarás estructura.

Porque el verdadero problema no es la menopausia.

Es llegar sin información.

La menopausia empieza antes de lo que te contaron.

Pero también empieza antes tu oportunidad de liderarla.

No estás tarde.

Estás a tiempo.

Y esta es la conversación que merecías tener hace años.

*Ahora empieza el viaje.*

*No uno hacia fuera.*

*Uno hacia dentro.*

*Toda misión comienza con una decisión: dejar de mirar el cielo con incertidumbre y empezar a comprender su mapa.*

*Este libro es ese mapa.*

*No vamos a observar las estrellas desde lejos.*

*Vamos a aproximarnos a ellas.*

*Una a una.*

*Con método.*

*Con estructura.*

*Habrá momentos de impulso.*

*Habrá momentos de ajuste.*

*Habrá maniobras necesarias para corregir trayectorias.*

*Porque cuando una constelación pierde sincronía, no se apaga de golpe.*

*Se descoordina.*

*Y lo primero que necesitamos no es acelerar.*

*Es entender la órbita.*

*Hoy no estás despegando hacia lo desconocido.*

*Estás iniciando un viaje con dirección.*

*Motores listos.*

*Mirada clara.*

*Comenzamos.*

# La Constelación Pléyades

Siete estrellas interconectadas

La salud femenina en la transición hormonal no depende de un único eje.

Depende de un sistema interdependiente.

He llamado a ese sistema Constelación Pléyades: siete estrellas que influyen entre sí y cuya sincronización determina cómo te sientes hoy.

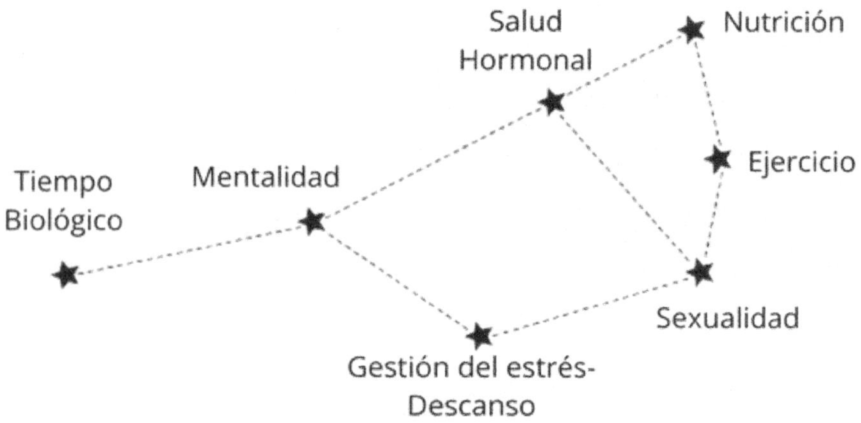


Ninguna estrella funciona aislada.

Cuando una pierde intensidad, las demás compensan.

Cuando varias se desincronizan, aparecen los síntomas.

Este libro te ayudará a entender cada estrella y a navegar entre ellas.

## Clave 1 - El umbral de los 35: cuando el tiempo empieza a notarse por dentro.

Hay un momento, no siempre evidente, no siempre puntual, en el que muchas mujeres empezamos a notar que el cuerpo ya no responde igual.

No es una enfermedad.

No es un cambio brusco.

No es algo que puedas señalar en el calendario.

**Es algo más sutil. Más incómodo. Más íntimo.**

Recuperarte cuesta un poco más.

El cansancio se acumula con mayor facilidad.

El sueño ya no es tan reparador.

El estrés deja más huella.

Y lo desconcertante no es el síntoma.

**Es la sensación de que algo ha cambiado... aunque nadie más lo vea.**

Para mí ese momento fue a los 37.

Recuerdo una mañana concreta.

La noche anterior había cenado con amigos. Nada excesivo. Una copa de vino, conversación larga, risas.

A los 25, eso no tenía consecuencias. Dormías menos, te hidratabas y el cuerpo respondía como si nada hubiera pasado.

A los 37 no fue igual.

Tampoco fue una gran resaca.

Fue algo más sutil: más inflamación, más lentitud mental, más tiempo para volver a sentirme clara.

Como si el cuerpo ya no amortiguara con la misma facilidad.

Como si el margen se estuviera estrechando.

Y ahí entendí algo que como ginecóloga ya sabía, pero como mujer todavía no había sentido con esa claridad:

El margen biológico no es infinito.

Tenía 37 años cuando empecé a escribir este libro. Y me gustan los números primos. Me gustan porque no se dividen. Tienen identidad propia.

37 es primo.

Y también es un umbral.

No es mágico.

No es dramático.

No es el principio del fin.

Pero sí es el principio de una nueva conversación con tu cuerpo.

Porque llega un momento en el que el tiempo no se nota por fuera. Se empieza a notar por dentro.

Y cuando eso ocurre, tienes dos opciones:

ignorar las señales…

o aprender a leerlas.

## El mito que nos dejó solas

Durante mucho tiempo se nos ha transmitido la idea de que el envejecimiento es algo que ocurre de golpe, más adelante, alrededor de los 50 o 60 años.

Como si hubiera un interruptor.

Como si todo cambiara en un solo día.

Desde el punto de vista de la biología y la medicina preventiva, esto no funciona así.

El envejecimiento es un proceso progresivo que comienza mucho antes de que aparezcan los signos visibles. Hasta aproximadamente los 35 años, el organismo mantiene un equilibrio muy eficiente entre daño y reparación. Las células se regeneran con rapidez, los tejidos se adaptan bien a las exigencias físicas y el sistema hormonal actúa como un potente regulador y protector.

A partir de ese umbral, ese equilibrio empieza a desplazarse lentamente.

No de forma dramática.

Pero sí de forma constante.

En medicina, el periodo que llega hasta los 35–40 años se denomina a menudo vida libre de enfermedad. No porque no pueda haber problemas antes, sino porque es a partir de ese punto cuando la incidencia de enfermedades crónicas comienza a aumentar de forma más clara. A nivel microscópico, el cuerpo entra en una fase de declive funcional gradual, aunque externamente todo parezca estar bien.

El problema es que el cuerpo no avisa cuando todavía puede compensar. Compensa en silencio, y eso suele confundirse con estar bien.

Pero compensar no es lo mismo que estar en equilibrio.

Compensar es sostener con esfuerzo algo que ya no fluye igual.

## Qué cambia realmente a partir de los 35

A nivel celular, empiezan a producirse varios cambios relevantes:

- Disminuye progresivamente la capacidad de reparación del ADN y de las estructuras celulares.
- Aumenta la inflamación de bajo grado, una inflamación silenciosa que no duele, pero desgasta.
- Las mitocondrias, responsables de la producción de energía, pierden eficiencia.
- El sistema endocrino se vuelve más sensible al estrés, al descanso y al estilo de vida.

Muchas hormonas clave, como la hormona del crecimiento, la progesterona, la testosterona o la DHEA, comienzan a descender entre un 1 y un 3 % anual a partir de la tercera década de vida. Uno de los indicadores más tempranos de este cambio es la **melatonina**, la hormona que regula el ritmo circadiano (la noche y el día) y participa activamente en la reparación celular nocturna. Su descenso comienza precisamente entre los 35 y los 40 años y se acentúa con el paso del tiempo.

Nada de esto significa que el cuerpo esté fallando. Significa que el margen de compensación se reduce.

**Lo que antes el organismo corregía solo, ahora empieza a dejar huella si se mantiene en el tiempo.**

Esa cena.

Ese pico de estrés.

Esa semana durmiendo menos.

Esa época de sobreexigencia.

No te estás volviendo frágil.

Tu biología está cambiando de fase.

Cuando los síntomas aparecen, el proceso no empieza: se hace visible. Y en ese momento, el margen de adaptación ya es menor.

## El cuerpo femenino y el tiempo: una cronología distinta

En las mujeres, este umbral tiene una importancia especial. El sistema ovárico envejece antes que otros sistemas del cuerpo, aproximadamente al doble de velocidad. Los ovarios no solo producen óvulos; también generan señales hormonales que influyen en:

- el sueño
- la memoria
- la inflamación
- el estado de ánimo
- el metabolismo

- la piel
- los huesos

en definitiva, en todos los sistemas del organismo.

Aunque el ciclo menstrual siga siendo regular, la función ovárica comienza a cambiar de forma progresiva a partir de mediados de la treintena. Por eso muchas mujeres notan cambios difusos sin poder señalar un síntoma concreto.

Es una sensación de menor resiliencia.

Como si el cuerpo ya no amortiguara igual.

No es un problema aislado, **es una menor resiliencia fisiológica global.**

Ignorar este punto no suele tener consecuencias inmediatas. Las consecuencias aparecen años después, cuando los márgenes de adaptación son menores.

Por eso este libro no empieza hablando de síntomas, sino de **tiempo biológico**. Porque entender cuándo empieza el proceso cambia completamente la forma de abordarlo.

## Información, no alarmismo

Sentirte bien a los 37 no significa que no esté pasando nada; significa que tu cuerpo todavía tiene recursos. Y eso es precisamente lo que hace de este momento una **oportunidad**.

Saber que este umbral existe no es motivo de angustia, sino de criterio.

Permite pasar de una medicina reactiva a una medicina proactiva, donde el foco no está en corregir problemas, sino en preservar función y calidad de vida.

A partir de los 35, nuestro cuerpo no necesita más exigencia, sino mejor acompañamiento.

La transición hormonal no empieza de golpe.

Empieza aquí.

Y entenderlo a tiempo lo cambia todo.

## Clave 2 - Perimenopausia: la década invisible (35–45 años)

Hay una frase que muchas mujeres me repiten en consulta cuando empiezan a entender lo que les está pasando entre los 35 y los 45 años:

"Esto nadie me lo explicó".

Se dice con una mezcla de sorpresa, alivio... y una tristeza muy silenciosa.

Porque cuando por fin alguien pone palabras a lo que llevas años sintiendo, algo dentro de ti se afloja.

Y al mismo tiempo duele.

Duele no haberlo sabido antes.

Porque, al mirar atrás, muchas mujeres reconocen señales que estaban ahí desde hacía tiempo: cambios en el ciclo, cansancio persistente, alteraciones del sueño, irritabilidad, una sensación difusa de no reconocerse del todo en su propio cuerpo.

Y la pregunta aparece inevitablemente:

*"¿Cómo es posible que nadie me hablara de esto?"*

La respuesta es incómoda, pero necesaria:

Y aquí viene la parte importante.

No es un fallo tuyo.

No es que no te hayas informado.

No es que no hayas leído lo suficiente.

No es que estés exagerando.

Es un vacío cultural y médico.

## La etapa que no tiene relato

La perimenopausia existe antes de que tenga nombre. No empieza cuando se etiqueta. Empieza cuando el sistema hormonal comienza a perder estabilidad. Y eso puede ocurrir mucho antes de que la menstruación desaparezca o de que los síntomas "clásicos" de la menopausia entren en escena.

Desde el punto de vista biológico, la perimenopausia es una etapa de fluctuación hormonal, no de déficit constante. Los niveles de estrógeno, progesterona y otras hormonas menos conocidas, no descienden de forma lineal: suben, bajan, se desajustan y se vuelven menos predecibles. Ese vaivén o montaña rusa es lo que explica muchos de los síntomas tempranos que no encajan en el relato tradicional de la menopausia.

El problema no es que estos cambios no existan.

El problema es que no tienen relato social.

No se enseñan.

No se anticipan.

En definitiva, no se nombran.

Y lo que no se nombra, se vive en soledad.

Y la soledad fisiológica es una de las experiencias más desconcertantes que puede vivir una mujer.

## La década de máxima exigencia

Entre los 35 y los 45 años, la mayoría de las mujeres atravesamos una de las etapas más exigentes de nuestra vida:

- consolidación profesional
- carga mental sostenida
- crianza o cuidados familiares
- presión social por "estar bien"

y, al mismo tiempo, el cuerpo empieza a cambiar.

Es una etapa de alto rendimiento con un sistema hormonal menos estable.

Sin embargo, el discurso dominante suele ser el mismo:

"Eres joven."

"Las analíticas están bien."

"Será estrés."

Y cuando escuchas eso varias veces, empiezas a dudar de ti.

Empiezas a pensar:

"¿Estoy exagerando?"

"¿Me estoy volviendo más débil?"

"¿Es todo psicológico?"

No.

Tu biología está cambiando.

Este encaje forzado entre una biología que cambia y unas expectativas que no se ajustan es una de las razones por las que la perimenopausia temprana pasa desapercibida. No porque no exista, sino porque no encaja en el guion cultural.

No es ignorancia personal, es un vacío estructural.

Conviene decirlo con claridad, porque aquí muchas mujeres cargan con una culpa que no les corresponde:

si no sabías que la perimenopausia podía empezar antes de los 45, no es porque no te informaras lo suficiente.

Es porque:

no se enseña en los colegios,

apenas se aborda en divulgación general,

se trata de forma fragmentada en el sistema sanitario,

y sigue rodeada de estereotipos de edad.

Nuestro cuerpo ha sido históricamente explicado desde dos momentos: la fertilidad y la menopausia. Todo lo que ocurre entre medias ha quedado en una especie de tierra de nadie.

Y vivir en tierra de nadie biológica es profundamente desestabilizador.

La perimenopausia es, con frecuencia, *la hija mediana* de la salud reproductiva femenina: una etapa fundamental que solo se mira cuando el desajuste ya es evidente.

## La "década invisible" no es invisible para el cuerpo.

Es invisible para el discurso.

Cuando nadie pone el marco, la mujer se culpa.

No nombrar la perimenopausia temprana tiene consecuencias reales:

síntomas mal interpretados,

tratamientos que llegan tarde,

sensación de estar exagerando,

culpabilización ("no sé manejar el estrés", "algo hago mal"),

desconexión con el propio cuerpo.

La falta de información no solo desinforma.

Desorienta.

Y la desorientación genera miedo.

Cuando no existe un marco explicativo, cada mujer construye el suyo. Y casi siempre lo hace desde la autoexigencia o la duda.

Entender que existe una etapa concreta, biológicamente coherente, entre aproximadamente los 35 y los 45 años cambia radicalmente la vivencia. No elimina los cambios, pero les da contexto.

Y el contexto reduce el miedo.

## Poner nombre no es etiquetar, es ordenar.

Hablar de perimenopausia no es adelantar problemas ni medicalizar el cuerpo. Es ordenar información.

Es entender que:

los cambios no son aleatorios,

no todo es estrés,

no todo es psicológico,

y no todo requiere una solución inmediata.

Es comprensión.

Contexto.

Marco.

Porque cuando entiendes lo que ocurre, algo cambia.

No desaparecen los síntomas.

Pero desaparece la culpa.

Este libro utiliza el término *perimenopausia* no como diagnóstico, sino como mapa. Un marco que permite entender por qué esta década se siente distinta y por qué merece ser acompañada con más información y menos silencio.

Y aquí es donde muchas mujeres descubren algo importante:

No necesitan hacer más.

Necesitan hacerlo con orden.

Con contexto.

Con acompañamiento adecuado.

Porque atravesar esta etapa no consiste en reaccionar a cada síntoma.

Consiste en aprender a leer el sistema completo.

Y cuando esa lectura se hace con claridad, la etapa deja de vivirse como incertidumbre y empieza a vivirse con sentido.

Porque cuando una mujer dice *"esto nadie me lo explicó"*, no está confesando una carencia personal.

Está señalando una carencia de la sociedad.

Muchas veces, después de entender lo que ocurre, surge una nueva pregunta:

"¿Y ahora qué hago con esta información?

Ahí es donde nace **Pléyades**.

No como un curso más sobre perimenopausia (que no lo es), sino como un espacio estructurado y acompañado donde cada una de estas piezas: tiempo biológico, hormonas, nutrición, movimiento, descanso, sexualidad, mentalidad; trabajan de forma integrada, con contexto clínico y con criterio.

Nombrar fue el primer paso.

Entender es el segundo.

Acompañarte de forma coherente puede ser el tercero.

Si quieres saber si es para ti, escríbeme un Whatsapp al 722 898 255 con la palabra "Pléyades" y hablamos personalmente o si quieres más información, escanea el siguiente QR y llegarás a la landing del programa:

A veces, la diferencia no está en saber más.

Está en decidir hacerlo a tiempo.

# Clave 3 - Fertilidad en la transición: cuando el reloj ovárico marca otro tiempo.

Esta clave del libro es para ti.

Para ti que estás en tu mejor momento profesional.

Para ti que te sientes lúcida, fuerte, capaz.

Para ti que quizá has pospuesto la maternidad porque estabas construyendo algo importante.

Y de pronto, en una analítica, aparece una frase que no esperabas:

"**Baja reserva ovárica.**"

Como ginecóloga experta en reproducción, he visto muchas veces esa escena.

La mujer sentada frente a mí.

El informe entre sus manos temblorosas.

Un silencio que dura más de lo habitual.

Y luego la pregunta, casi en susurro:

"¿Eso significa que ya es tarde?"

En ese momento no estamos hablando solo de medicina.

Estamos hablando de proyectos de vida.

De tiempos que creíamos propios… y no lo eran tanto.

No es solo un dato clínico. Es un impacto vital.

Por eso quiero explicártelo con claridad, sin dramatismo, pero sin edulcorar la biología.

## La cuenta bancaria cerrada

Imagina que naces con una cuenta bancaria cerrada, es decir, no puedes ingresar más óvulos. Solo retirarlos. Cada día, aunque no busques embarazo, esa cuenta se va vaciando.

**Nacemos con 1–2 millones de folículos.**

En la menarquía quedan unos **400.000.**

A los 40 años apenas persiste alrededor del **3–4%**, es decir, en torno a **1.000 folículos.**

Hasta los 35 años se pierden aproximadamente 10–15 folículos al día.

A partir de ahí, la velocidad se acelera.

Eso es la **reserva ovárica**: la cantidad.

Pero hay algo aún más determinante: la calidad.

A medida que envejecemos, no solo quedan menos óvulos.

Los que quedan tienen más probabilidades de presentar errores cromosómicos (aneuploidías). Y eso impacta directamente en:

- Probabilidad de embarazo.
- Riesgo de aborto espontáneo.
- Riesgo de alteraciones genéticas.

A partir de los 35–37 años, el porcentaje de embriones cromosómicamente normales empieza a disminuir de forma significativa. Y a los 40, más de la mitad de los embriones pueden presentar alteraciones.

Un óvulo de 40 años no es igual que uno de 25.

Aunque tú estés en tu mejor versión.

No es injusticia.

Es biología celular.

## El conflicto moderno

Aquí aparece una tensión silenciosa.

Muchas mujeres hoy alcanzan su mejor momento profesional entre los 35 y los 40.

Se sienten más seguras.

Más preparadas.

Más estables.

**Y justo entonces, el reloj ovárico empieza a marcar otro ritmo.**

La biología no entiende de ascensos laborales.

No entiende de estabilidad económica.

No entiende de "ahora no es el momento".

Y esto no es una crítica al modelo de vida actual.

Es una invitación a mirarlo con realismo.

**Porque no decidir también es una decisión.**

## El dato que cambia la perspectiva

Hay algo todavía más fascinante, que siempre sorprende cuando lo explico.

El óvulo a partir del cual tú existes ya estaba en el ovario de tu madre cuando ella era un feto dentro del útero de tu abuela. Sí, estás leyendo bien.

En torno a la semana 20 de gestación, un feto femenino alcanza su máxima dotación ovocitaria: entre 6 y 7 millones.

Eso significa que cuando tu abuela estaba embarazada de tu madre, el folículo que décadas después te daría la vida ya existía. Alucinante, ¿verdad? A mí me lo parece.

**Tres generaciones conectadas en un mismo instante biológico.**

Por eso el entorno importa.

Por eso la nutrición importa.

Por eso el tabaco importa.

Por eso la inflamación importa.

La fertilidad no empieza cuando decides ser madre.

Empieza mucho antes.

## Congelar óvulos: herramienta, no garantía

Aquí quiero ser muy clara.

La preservación de fertilidad existe.

La vitrificación de ovocitos es una herramienta real y eficaz.

Pero no es un seguro absoluto.

No garantiza embarazo futuro.

No sustituye a la biología.

No detiene el tiempo.

Lo que sí hace es algo importante: Comprar margen.

Y a veces, tener margen cambia completamente la vivencia.

La decisión de congelar óvulos no debería nacer del miedo.

Debería nacer de la información.

Hay mujeres que no lo necesitan.

Hay mujeres para las que es una estrategia muy sensata.

Lo importante no es hacerlo todas.

Lo importante es no ignorarlo por desconocimiento.

Leer esto puede remover.

Puede activar urgencia.

Puede generar presión interna.

Respira.

Este capítulo no pretende que salgas corriendo a una consulta.

Pretende que tengas la conversación.

Que sepas en qué punto estás.

Que conozcas tu reserva.

Que entiendas tus probabilidades reales.

Porque cuando la decisión es informada, deja de ser angustiante.

Se convierte en liderazgo.

## La diferencia entre consultar tarde y consultar a tiempo

Existen dos escenarios:

Mujeres que llegan cuando el margen es mínimo y la decisión ya no es libre, sino urgente.

Y mujeres que consultan a tiempo.

Las segundas no siempre deciden ser madres en ese momento.

Pero deciden con calma.

Planifican.

Optimizan su terreno biológico.

Valoran opciones.

Y esa diferencia cambia la experiencia.

No siempre cambia el resultado.

Pero cambia la vivencia.

La biología tiene límites.

La medicina, hoy, ofrece herramientas reales para vencerlos.

Existen técnicas de reproducción asistida que permiten ser madre en la madurez. No entraré en detalle técnico porque no es el objetivo de este libro, pero sí quiero que sepas algo esencial:

No todas las mujeres llegan en el mismo momento biológico.

Y eso cambia por completo la estrategia.

Mi trabajo no es prometer imposibles. Es darte un diagnóstico real. Explicarte tus probabilidades con honestidad. Diseñar contigo el mejor plan reproductivo posible según tu edad, tu reserva, tu calidad ovocitaria y tus valores.

Porque sí, la ciencia permite mucho.

Pero la ciencia funciona mejor cuando no va contrarreloj.

La decisión no es tener miedo. Es informarte.

Si deseas ser madre, ahora o en los próximos años, no delegues esa conversación en el azar.

Consulta con un especialista.

Infórmate.

Planifica.

La fertilidad no se improvisa.

Se lidera.

Y liderarla exige mirar la realidad antes de que la realidad decida por ti.

# Clave 4 – Endocrinología ovárica: cuando el ovario empieza a reorganizar el sistema

Durante décadas nos enseñaron que los ovarios servían para una cosa: tener hijos.

Como si fueran simples almacenes de óvulos.

Como si su función terminara cuando la fertilidad disminuye.

Pero el ovario no es un almacén.

Es un **órgano endocrino de alta precisión.**

Y mientras funciona, dirige silenciosamente buena parte de tu fisiología.

## Mucho más que fertilidad

El ovario fabrica hormonas esteroideas: estrógenos, progesterona y andrógenos. No son "hormonas del ciclo". Son mensajeros sistémicos.

Existen receptores de estrógeno en todos los órganos del cuerpo: corazón, vasos sanguíneos, hueso, piel, mucosas, intestino, sistema inmune, y, de forma masiva, en el cerebro. Después del aparato reproductor, el cerebro es el órgano con mayor densidad de receptores estrogénicos.

Por eso cuando el ovario cambia, no cambia solo el ciclo.

Cambia el sueño.

La memoria.

La tolerancia al estrés.

La temperatura corporal.

La claridad mental.

Y hay otro dato que suele sorprender:

Cuando el ovario se reorganiza, todo eso también se reconfigura.

Recuerdo a Marta, 39 años. Ejecutiva, organizada, disciplinada. Venía preocupada porque desde hacía meses se despertaba a las 3:30 de la madrugada sin motivo aparente. No tenía sofocos. Su ciclo seguía siendo regular. Sus analíticas eran "normales".

Había probado meditación. Magnesio. Higiene del sueño.

Nada cambiaba.

Lo que más le inquietaba no era el insomnio en sí. Era la sensación de estar perdiendo claridad mental durante el día.

"Me noto menos nítida", me dijo. "Como si tuviera una ligera niebla."

Desde fuera, todo parecía correcto.

Pero cuando explicamos el eje cerebro–ovario y la oscilación estrogénica, algo encajó.

No era estrés mal gestionado.

No era debilidad.

No era hipocondría.

Era reorganización neuroendocrina.

Y cuando comprendió el marco, su ansiedad bajó antes incluso de intervenir.

A veces el primer tratamiento no es hormonal.

Es explicativo.

## El eje cerebro-ovario: una conversación constante

El ovario no trabaja solo. Forma parte de un circuito de alta precisión entre: Hipotálamo – Hipófisis – Ovario.

El cerebro envía señales (FSH y LH). El ovario responde produciendo hormonas.

Y esas hormonas vuelven al cerebro modulando la siguiente señal. Es un sistema de retroalimentación fina.

Mientras hay suficientes folículos, la conversación es estable. Cuando los folículos disminuyen, el diálogo se vuelve irregular. El cerebro empieza a "elevar la voz" (aumenta la FSH). El ovario responde de forma menos predecible. Y aparecen las fluctuaciones.

No es fallo.

Es reorganización.

## La fase de transición: cuando empieza el "caos"

La perimenopausia es una fase de inestabilidad. Los estrógenos no descienden de forma lineal al principio. Oscilan. Suben. Bajan. Se desregulan.

Y esa variabilidad genera síntomas que muchas mujeres no asocian al ovario:

- niebla mental
- cambios de humor
- despertares nocturnos
- sensación inflamatoria
- mayor rigidez articular
- cambios en la composición corporal

Los estrógenos son antiinflamatorios naturales.

Cuando fluctúan, el sistema inmune pierde parte de esa modulación.

El cuerpo lo percibe como un evento inflamatorio leve, sostenido.

Y ahí comienza la verdadera transición:

no reproductiva, sino **metabólica y neuroendocrina.**

Lo que el ovario protegía (y ahora debe redistribuir)

Mientras el ovario funciona de forma plena:

- mantiene la densidad ósea
- favorece la elasticidad vascular
- mejora el perfil lipídico

- optimiza la sensibilidad a insulina
- protege la función cognitiva

Cuando su producción empieza a reorganizarse, el cuerpo necesita nuevas estrategias para sostener esas funciones.

No es que el ovario "te abandone". Es que deja de ser el único garante. A partir de este punto, tu ejercicio, tu nutrición, tu sueño y tu regulación del estrés pasan a ser determinantes.

## El cambio de paradigma

Entender el ovario como un órgano endocrino vital te permite dejar de ver la transición a la menopausia como el "fin del ciclo reproductivo" y empezar a verla como una transición neuroendocrina que requiere una nueva estrategia de cuidado integral para proteger tu salud durante el resto de tu vida.

No es un apagón.

Es una reorganización.

Y como toda reorganización profunda, necesita comprensión, estrategia y acompañamiento adecuado.

Si quieres atravesar esta etapa con criterio médico, visión integrativa y un plan adaptado a tu biografía, no a estadísticas generales, puedes hacerlo sola... o puedes hacerlo acompañada.

Si sientes que ha llegado el momento de dejar de improvisar con tu salud, escríbeme a sonia@drasonialbero.com o mándame un Whatsapp al 722898255 porque una conversación a tiempo cambia toda la transición.

# Clave 5 - Edad biológica vs. edad cronológica: el reloj que de verdad importa

"La edad es solo un número."

Seguramente lo has dicho alguna vez. O lo has pensado. Y, en parte, es verdad: el número del DNI no define quién eres, cómo te sientes ni lo que puedes hacer.

El problema aparece cuando esa frase se utiliza para ignorar señales reales del cuerpo porque, aunque la edad cronológica sea solo un número, el cuerpo sí envejece.

La cuestión no es si envejece, sino cómo y a qué ritmo.

## Dos mujeres, la misma edad, cuerpos distintos

Dos mujeres pueden tener la misma edad, compartir generación e incluso hábitos parecidos, y sin embargo sentirse muy distintas en su cuerpo.

Una duerme bien, se recupera rápido, mantiene energía estable.

La otra arrastra cansancio, nota más inflamación, pierde músculo con facilidad o siente que el estrés le pasa factura antes.

Cuando esto ocurre, las explicaciones suelen ser vagas:

"Será la genética."

"Será el estrés."

"Es lo que hay."

Pero desde el punto de vista biológico existe una clave mucho más concreta para entender estas diferencias: la edad biológica.

## Qué mide la edad cronológica (y qué no)

La edad cronológica es sencilla: cuenta los años desde que naciste. Es útil para el calendario y para la burocracia, pero dice muy poco sobre cómo está tu cuerpo por dentro.

No informa sobre:

- el estado real de tus tejidos,
- tu nivel de inflamación,
- la eficiencia de tu metabolismo,
- la fuerza de tus músculos,
- la resiliencia de tu sistema nervioso,
- ni cómo están envejeciendo tus órganos.

Para eso necesitamos otro reloj.

## La edad biológica: cómo está tu cuerpo de verdad

La edad biológica refleja el estado funcional real del organismo, independientemente de los años cumplidos. No es un número exacto ni definitivo, sino una estimación que se construye a partir de muchas señales del cuerpo.

Entre ellas:

inflamación crónica de bajo grado,

salud metabólica,

masa y función muscular,

calidad del sueño,

estado cardiovascular,

capacidad de recuperación,

equilibrio hormonal.

Por eso dos mujeres de 40 años pueden tener edades biológicas muy distintas.

Y por eso la perimenopausia no se manifiesta igual en todas. No porque unas "se cuiden más" que otras. Sino porque sus sistemas están envejeciendo a ritmos distintos.

## El desfase de relojes en el cuerpo femenino

En las mujeres, esta diferencia entre edades cobra especial importancia porque el sistema ovárico no siempre envejece al mismo ritmo que el resto del cuerpo.

Una mujer puede tener:

un corazón sano,

un metabolismo bastante estable,

fuerza muscular aceptable,

y aun así un sistema ovárico que empieza a mostrar signos de envejecimiento funcional antes que otros sistemas.

Cuando el reloj ovárico se adelanta, pueden aparecer:

- fluctuaciones hormonales más marcadas,
- ciclos menos predecibles,
- mayor sensibilidad al estrés,
- cambios en el sueño, el ánimo o la energía.

Sin este marco, estas señales suelen interpretarse como fallos personales o problemas aislados.

Esto no significa que "todo vaya mal".

Significa que los relojes internos no están sincronizados.

Y cuando los relojes no están sincronizados, el cuerpo no necesita más exigencia. Necesita dirección.

Hace unos meses, hubo una consulta que me removió más de lo habitual.

Esther tenía 41 años. Directiva. Organizada. De esas mujeres que siempre han podido con todo. Se sentó frente a mí y dijo algo que no encajaba con su currículum ni con su imagen:

"Me siento mayor… y no sé por qué."

No hablaba de arrugas.

No hablaba de peso.

Hablaba de energía.

Me dijo que se levantaba cansada. Que necesitaba más tiempo para recuperarse. Que antes podía enlazar semanas exigentes sin notarlo, y ahora todo parecía dejar huella.

Sus analíticas estaban razonablemente bien. Nada alarmante. Nada que justificara un diagnóstico contundente.

Mientras le explicaba la diferencia entre edad cronológica y edad biológica, noté algo inesperado: estaba hablándome también a mí.

A mi yo de 37 años...

Cronológicamente joven.

Profesionalmente en mi mejor momento.

Pero empezaba a notar pequeños desajustes.

Dormía las mismas horas... pero no descansaba igual.

Entrenaba igual... pero tardaba más en recuperarme.

Trabajaba igual... pero el estrés se quedaba más tiempo en el cuerpo.

No era algo dramático.

Era más sutil.

Y quizá por eso era más difícil de aceptar.

Ese día entendí algo que va más allá de la teoría médica:

Saber que el cuerpo envejece es una cosa.

Sentir que tus relojes internos ya no están perfectamente sincronizados es otra.

No era una cuestión de decadencia.

Era una cuestión de fase.

Y toda fase requiere una estrategia distinta.

## ¿Se puede medir la edad biológica?

Existen marcadores que ayudan a estimar procesos de envejecimiento biológico: inflamatorios, metabólicos, cardiovasculares, musculares o cognitivos. También hay parámetros que orientan sobre la función ovárica.

Pero aquí conviene ser claras: **no existe un único número que lo explique todo.**

La edad biológica no se diagnostica como una enfermedad ni se resume en un análisis. Se interpreta en contexto, teniendo en cuenta síntomas, historia vital y entorno.

Entender esto evita dos extremos muy frecuentes:

obsesionarse con medirlo todo,

o ignorar señales claras porque "las pruebas están bien".

Ni una cosa ni la otra ayuda.

## Por qué este concepto es clave en la perimenopausia

La perimenopausia no depende solo de la edad cronológica. Depende de cómo de adaptable está el sistema hormonal y de cómo están envejeciendo los sistemas que lo sostienen.

Cuando la edad biológica del sistema ovárico se adelanta respecto al resto del cuerpo, la transición se nota antes. Cuando ese desfase es menor, los cambios pueden pasar más desapercibidos durante más tiempo.

Esto explica por qué: algunas mujeres atraviesan los 40 con pocos síntomas, otras empiezan a notar cambios claros mucho antes, y por qué comparar edades sin entender procesos lleva a conclusiones injustas.

No es que unas envejezcan "mejor" que otras.

Es que envejecen de forma distinta.

Lo importante no es el número, sino la dirección.

Hablar de edad biológica no debería generar ansiedad. Al contrario. Devuelve una idea fundamental: muchos de estos procesos son modulables. La edad cronológica solo avanza en una dirección.

La biológica responde a estímulos. Y si responden a estímulos, entonces pueden modularse: Nutrición, ejercicio, descanso, gestión del estrés y entorno hormonal influyen directamente en cómo envejecen los sistemas del cuerpo. No para detener el tiempo, sino para hacerlo más habitable.

En esta etapa, la pregunta más útil no es:

"¿Qué edad tengo?"

Sino:

"¿Cómo puedo cuidar mi cuerpo ahora y qué necesita?"

Ese cambio de enfoque es una de las claves para atravesar la transición hormonal con más criterio, menos culpa y menos miedo.

# Navegación hacia la Estrella 2 – Nutrición

## Cambio de órbita: del tiempo biológico a la sincronización metabólica

Hemos hablado del tiempo.

De la reserva que disminuye.

De la señal hormonal que empieza a oscilar.

De la reorganización silenciosa que se activa antes de que la menopausia tenga nombre.

El tiempo marca el ritmo.

Pero el tiempo no actúa solo.

Si el envejecimiento es, en parte, una cuestión de desincronización, entonces la pregunta no es solo cuánto tiempo pasa.

La pregunta es cómo se sincronizan tus sistemas.

Sucede dentro de un cuerpo que interpreta señales cada día.

Y una de las señales más potentes que recibe es la comida.

Porque tu biología no solo responde a lo que comes.

Responde a cuándo lo comes.

El cerebro tiene un reloj maestro que se sincroniza con la luz.

Pero cada célula de tu hígado, de tu páncreas y de tu intestino tiene su propio reloj, y ese reloj se sincroniza con la ingesta.

Cada vez que comes, tu cuerpo entiende que es de día.

Cuando cenas tarde, cuando picoteas sin descanso, cuando no existe una ventana clara entre comida y reparación, los relojes metabólicos se desajustan. Y en la transición hormonal, donde el estrógeno empieza a perder parte de su efecto protector sobre la glucosa y la inflamación, ese desajuste pesa más.

No es solo una cuestión calórica.

Es una cuestión de sincronización.

Y si el problema es desincronización, entonces la estrategia no es comer menos. Es enviar mejores señales.

Tus enzimas digestivas no trabajan igual a mediodía que a medianoche.

Tu sensibilidad a la insulina no es la misma por la mañana que por la noche.

Tu capacidad de reparación celular depende de que exista un verdadero periodo de descanso digestivo.

Si el tiempo biológico cambia, el contexto metabólico debe adaptarse.

Aquí es donde muchas mujeres empiezan a notar que lo que antes funcionaba ya no funciona. No porque hayan perdido disciplina. Sino porque el escenario endocrino ha cambiado.

Dormir mal altera las hormonas del hambre.

El estrés eleva el cortisol y desregula la glucosa.

Comer tarde interfiere con la melatonina.

Todo está conectado.

La nutrición deja de ser una cuestión estética.

Se convierte en una herramienta de sincronización biológica.

No se trata de hacer otra dieta.

Se trata de aprender a enviar señales metabólicas coherentes con tu nueva etapa.

Porque cuando el tiempo empieza a notarse por dentro, el plato se convierte en estrategia.

Y ahí empieza la siguiente estrella: la nutrición.

# Clave 6 - Nutrición antiinflamatoria: no es restricción, es compensación hormonal

**Esto no es una dieta. Es un plan biológico.**

Tania me miró antes de sentarse y fue directa: "Si esto va de otra dieta, no puedo más."

Había hecho casi todas.

La baja en carbohidratos.

La antiinflamatoria "de moda".

La del ayuno perfecto.

La del índice glucémico.

No estaba desinformada.

Estaba cansada.

"No quiero vivir contando alimentos" —añadió—. "Solo quiero volver a sentirme en mi cuerpo."

Le respondí algo que no esperaba: "No vamos a hablar de dieta. Vamos a hablar de biología."

Porque este capítulo no trata de perder peso.

Ni de prohibiciones.

Ni de moral alimentaria.

Trata de inflamación.

Y la inflamación no se ve en el espejo el primer día.

Pero sí se siente en la energía, en la recuperación, en la calidad del sueño, en la facilidad con la que acumulas grasa abdominal aunque "comas igual que siempre".

A partir de los 35–40 años, el cuerpo empieza a cambiar su margen de compensación.

Lo que antes amortiguaba sin dejar huella, ahora empieza a dejar pequeñas señales.

No es un fallo.

Es una reducción del margen biológico.

La inflamación de bajo grado, esa que no duele, no da fiebre y no aparece como diagnóstico (aunque algunos profesionales ya la vamos considerando), comienza a ganar protagonismo.

Es silenciosa, persistente y acumulativa.

Y cuando el entorno nutricional no acompaña, ese ruido inflamatorio acelera procesos que ya estaban en transición: sensibilidad a la insulina, distribución grasa, calidad ovocitaria, energía mitocondrial.

No se trata de comer menos.

Se trata de reducir el entorno inflamatorio que está alterando tu fisiología.

Porque cuando el cuerpo deja de compensar con la misma eficiencia, la alimentación deja de ser una cuestión estética.

Se convierte en una herramienta reguladora.

Y eso cambia completamente la conversación.

## Cuando comer deja de ser neutro

Durante muchos años, nuestro cuerpo tiene una capacidad enorme para aguantar. Tolera comidas desordenadas, excesos puntuales, épocas de estrés, noches sin dormir y ritmos poco amables sin grandes consecuencias visibles (sobre todo el de las médicos que hacen guardias)

Pero alrededor de los 35, algo empieza a cambiar.

No porque el cuerpo se "estropee", sino porque uno de sus grandes sistemas de protección, el hormonal, deja de ser tan estable como antes. En especial, el estrógeno, que durante décadas ha actuado como un amortiguador silencioso. Cuando ese amortiguador empieza a fluctuar, el cuerpo se vuelve más sensible.

No más débil. Más sensible.

Y en ese nuevo contexto, la alimentación deja de ser un tema estético o cultural para convertirse en algo mucho más concreto: **materia prima biológica.**

**El estrógeno como escudo (y qué ocurre cuando se desgasta)**

Durante gran parte de tu vida fértil, el estrógeno ha hecho mucho más de lo que se suele contar:

- ha reducido la inflamación,
- ha protegido tu corazón y tus vasos sanguíneos,
- ha ayudado a gestionar el azúcar en sangre,
- ha sostenido músculo y hueso,
- ha amortiguado el impacto del estrés.

Cuando su acción deja de ser constante, aparece una inflamación silenciosa, de bajo grado. No duele. No siempre se detecta en analíticas básicas. Pero se nota. Se nota en el cansancio que no se va.

En la recuperación más lenta.

En el cuerpo que responde peor "haciendo lo mismo de siempre".

En esa sensación de fricción interna.

Aquí es donde entra la nutrición antiinflamatoria.

No como control.

Como compensación inteligente.

## Tu Ferrari

Imagina que tu cuerpo es un coche de lujo.

Durante años, el motor es nuevo. Puede funcionar con cualquier combustible, saltarse algún mantenimiento y seguir rodando sin problemas aparentes. A partir de los 35, el coche sigue siendo excelente, pero el motor se vuelve más sensible. Si sigues usando combustible de baja calidad, no se rompe de inmediato, pero empieza a recalentarse. El desgaste se acelera.

Elegir una nutrición antiinflamatoria no es dejar de conducir. Es elegir combustible premium y buenos aceites para que el motor no se inflame y el coche siga funcionando con potencia y suavidad durante décadas.

No es restricción. Es mantenimiento.

**Comer para compensar, no para controlarte**

La nutrición antiinflamatoria no te pide que comas menos, ni que cuentes calorías, ni que vivas pendiente de normas externas. Te pide algo mucho más razonable: darle al cuerpo lo que necesita en esta fase.

En la práctica, significa priorizar alimentos que:

- estabilicen la glucosa,
- reduzcan la carga inflamatoria,
- nutran de verdad (no solo llenen),
- cuiden el intestino, que es un gran regulador hormonal.

Y, al mismo tiempo, ir quitando protagonismo a lo que añade trabajo extra a un sistema ya más sensible.

No se trata de hacerlo perfecto. Se trata de no hacerlo en contra.

**Por qué ahora lo que antes funcionaba deja de hacerlo**

Muchas mujeres llegan aquí con una sensación desconcertante:

"No como peor que antes… pero mi cuerpo responde peor."

No es una percepción errónea.

Con el cambio hormonal:

los picos de glucosa se gestionan peor,

la inflamación tarda más en resolverse,

el cuerpo protege menos el músculo,

la recuperación postcomida se alarga.

No es falta de disciplina. Es un contexto biológico distinto.

Pretender que el cuerpo responda igual que a los 25 es como exigirle al coche el mismo trato cuando el motor ya no es nuevo. No es justo. Ni eficaz.

## Antiinflamatorio no es extremo, es sensato

Otro error frecuente es asociar lo antiinflamatorio con lo radical. Con vivir a la defensiva o en vigilancia constante. En realidad, una alimentación antiinflamatoria bien planteada es:

- flexible
- sostenible
- compatible con la vida real
- y profundamente calmante para el sistema nervioso.

Se basa en alimentos reales, fibra suficiente, proteínas que sostienen, grasas que protegen y regularidad. No en perfección. No exige rigidez. Exige coherencia.

**Alimentar el cuerpo que tienes ahora**

Este capítulo marca un cambio importante: dejamos de explicar y empezamos a acompañar activamente al cuerpo.

La nutrición antiinflamatoria no promete cuerpos ideales ni resultados rápidos. Promete algo mucho más valioso para esta etapa: menos fricción interna.

Menos inflamación de fondo.

Menos lucha contigo misma.

Más sensación de estabilidad, fuerza y calma.

No es una dieta nueva. Es una relación distinta con la comida cuando el contexto hormonal ya no es el mismo.

Y desde aquí, todo lo que sigue: proteína, azúcar, microbiota, ultraprocesados, deja de vivirse como normas sueltas y empieza a entenderse como lo que realmente es: un sistema de mantenimiento inteligente para un cuerpo que quieres que te acompañe muchos años más.

## Clave 7 - El azúcar como acelerador: cuando "un poco" deja de ser neutro

Durante años yo también pensé que no tomaba azúcar.

No añadía azúcar al café.

No bebía refrescos.

No desayunaba bollería industrial.

Si alguien me hubiera preguntado, habría respondido con seguridad: "Yo no tomo tanto."

Y era verdad.

Al menos, según el imaginario colectivo.

Pero el cuerpo no calcula como lo hace la cultura.

Un yogur "saludable".

Una barrita después del entrenamiento.

Una copa de vino el fin de semana.

Un postre compartido "porque tampoco es para tanto".

Nada parecía excesivo.

Todo parecía razonable.

El problema no era la cantidad en un día.

Era la repetición en el tiempo.

Y a partir de los 35–40 años, el cuerpo empieza a notar esa repetición.

Porque el azúcar no es solo energía.

Es señal metabólica.

Y cuando esa señal se repite demasiadas veces, aunque cada una parezca pequeña, el sistema acelera.

"Un poco no pasa nada."

El problema no es el azúcar en sí, sino **el momento biológico en el que se consume**. Y ese momento cambia en la transición hormonal.

El azúcar no actúa igual en un cuerpo joven, con buena tolerancia metabólica y protección hormonal estable, que en un organismo donde esa protección empieza a fluctuar. Lo que antes se compensaba solo, ahora **deja rastro.**

Y ahí es donde "un poco" empieza a contar.

## El azúcar no es el enemigo, es el acelerador

El azúcar no es un veneno, pero casi. Es una fuente de energía rápida que el cuerpo sabe utilizar. Cada vez que ingerimos azúcar, el cuerpo no solo obtiene energía. Activa una respuesta hormonal diseñada para momentos puntuales, no para repetirse varias veces al día durante años. Es decir, el problema aparece cuando se convierte en un acelerador constante de procesos que, a partir de cierta edad, ya no funcionan con la misma agilidad.

En esta etapa, el cuerpo:

- gestiona peor las subidas rápidas de azúcar en sangre,
- tarda más en volver al equilibrio,
- genera más inflamación después de los excesos,
- y tiende a almacenar energía con más facilidad, la cual se acumula en forma de grasa (en abdomen y caderas) que cuesta más de eliminar.

No porque esté fallando.

Porque **tiene menos margen.**

### La "caramelización" interna: lo que no se nota, pero se acumula

Cuando hay demasiada glucosa circulando en sangre, parte de ese azúcar se pega a proteínas importantes del cuerpo, como el colágeno. A este proceso se le llama glicación.

Dicho de forma sencilla: es como si esas proteínas se "caramelizaran".

¿Qué consecuencias tiene esto?

- la piel pierde elasticidad antes,
- los vasos sanguíneos se vuelven más rígidos,
- el corazón trabaja con más esfuerzo,
- y los tejidos envejecen más rápido.
- La glicación no duele.

No se nota al día siguiente.

Pero se va acumulando con el tiempo.

De hecho, el impacto del exceso de azúcar sobre el envejecimiento de la piel es comparable, a nivel biológico, al del tabaco. No por un consumo puntual, sino por repetición.

## El sube y baja de energía que agota

Otro efecto importante del azúcar y de las harinas refinadas es el impacto sobre la insulina.

Cuando consumes azúcar, especialmente en ayunas o en comidas pobres en proteína y fibra, el azúcar en sangre sube rápido. El cuerpo responde liberando mucha insulina para bajarlo.

El resultado suele ser:

un pico de energía breve,

seguido de una bajada brusca,

cansancio, niebla mental o dolor de cabeza,

y ganas de volver a comer algo dulce para "recuperarte".

Este ciclo, repetido día tras día, agota el metabolismo y educa al cuerpo a pedir más azúcar. No es falta de control: es **una respuesta biológica normal.**

Con el tiempo, este patrón favorece la resistencia a la insulina, un problema que suele hacerse más evidente con la llegada de la menopausia.

### El intestino también sufre

El azúcar no solo afecta al azúcar en sangre. También altera el equilibrio del intestino.

Cuando el consumo de azúcar es frecuente, se favorece el crecimiento de bacterias que no nos convienen y se reduce la diversidad de las que sí. Este desequilibrio genera inflamación de bajo grado y empeora la forma en la que el cuerpo regula las hormonas y la energía.

Un intestino alterado manda señales constantes de estrés al organismo.

Y un cuerpo inflamado gestiona peor **todo**.

## "Un poco" no es lo mismo que "de vez en cuando"

Aquí está una de las claves más importantes.

No es lo mismo:

tomar algo dulce de forma puntual y consciente,

que pequeñas cantidades repetidas a lo largo del día sin darte cuenta.

El cuerpo tolera mejor una excepción clara que un goteo constante: bebidas azucaradas, panes blancos, salsas industriales, yogures azucarados, snacks, azúcares ocultos en productos que no parecen dulces.

Ahí es donde el azúcar deja de ser anecdótico y se convierte en **ruido metabólico constante.**

## Ajustar sin prohibir

Este capítulo no propone eliminar el azúcar de tu vida. Propone **ponerlo en su sitio.**

Desde el punto de vista de la salud, se recomienda no superar **unos 25 gramos de azúcares añadidos al día**. No como norma rígida, sino como referencia para proteger el metabolismo.

Algunas estrategias sencillas ayudan mucho:

- empezar las comidas con verduras o fibra,
- combinar los hidratos con proteína,
- usar un poco de vinagre antes de comidas ricas en carbohidratos,
- leer etiquetas y detectar azúcares ocultos,

- permitir que el paladar se reajuste y vuelva a notar el dulzor natural de los alimentos.

No se trata de prohibir.

Se trata de **dejar de ponerle el pie al acelerador** a un cuerpo más sensible.

**Criterio en lugar de culpa**

En esta etapa, cada decisión alimentaria puede facilitar o dificultar el equilibrio. El azúcar, cuando es frecuente o está mal distribuido, suele dificultarlo.

No porque esté prohibido.

No porque sea "malo".

Sino porque **acelera procesos que ya no necesitan ir más rápido.**

Entender esto permite salir del discurso de la culpa y entrar en uno mucho más útil: el del criterio.

No se trata de controlarte más.

Se trata de cuidar mejor un cuerpo que ahora te pide otra forma de trato.

# Clave 8 - Proteína estratégica: sostener el cuerpo que te va a sostener

En consulta, cuando la conversación gira hacia la alimentación, hay un punto en el que muchas mujeres asienten... hasta que aparece una palabra concreta: **proteína**.

Recuerdo a Ana, una mujer activa, de 38 años, cuidadosa con su salud, que consultaba por cansancio persistente y sensación de menor resistencia física. Hablábamos de cambios normales de esta etapa, de cómo el cuerpo empieza a responder de otra manera. Cuando mencioné la proteína, levantó la vista y dijo, casi con alivio:

*"Eso es más para deportistas, ¿no?"*

No lo decía con rechazo. Lo decía desde una asociación muy común: proteína como algo ligado al gimnasio, a los batidos, a un tipo de cuidado que no sentía como propio ni necesario.

Y, sin embargo, en la transición hormonal, **es justo a partir de aquí cuando la proteína deja de ser un detalle nutricional y se convierte en una pieza estructural de salud.**

No por moda.

Por cómo cambia nuestro cuerpo.

En definitiva, por fisiología.

## El músculo: mucho más que fuerza o apariencia

Durante años se ha hablado del músculo casi exclusivamente en términos de fuerza o estética. Pero el músculo es, ante todo, un tejido metabólicamente activo.

A nivel biológico, la masa muscular alcanza su pico máximo alrededor de los **25 años.** A partir de ahí, si no recibe estímulo ni aporte adecuado, comienza una pérdida progresiva que puede oscilar entre un **3 y un 8 % por década**. Este proceso es lento, silencioso y acumulativo.

No suele vivirse como "estoy perdiendo músculo", sino como:

más cansancio,

peor recuperación,

menor tolerancia al esfuerzo,

más facilidad para desajustes metabólicos.

Y esto es importante porque el músculo no solo sirve para moverse. Cumple funciones clave en el equilibrio del organismo:

- facilita la entrada de glucosa en las células y mejora la sensibilidad a la insulina
- amortigua la inflamación sistémica
- protege los huesos mediante tracción mecánica
- sostiene el metabolismo basal
- contribuye a la estabilidad y al equilibrio.

Cuando la masa muscular disminuye, el cuerpo pierde uno de sus grandes sistemas de protección justo en una etapa en la que la protección hormonal empieza a fluctuar.

## Por qué ahora la proteína importa más

Cuando tenemos menos de 30 años, el organismo compensa bien. Un día con poca proteína no tiene consecuencias visibles. Pero en la transición hormonal temprana esa capacidad de compensación se reduce.

Desde el punto de vista fisiológico:

- disminuye la eficiencia en la síntesis de proteína muscular
- aumenta la pérdida de músculo en periodos de estrés o mal descanso
- y se necesita una señal nutricional más clara para mantener los tejidos

Esto explica por qué muchas mujeres sienten que "comen igual que siempre", pero su cuerpo responde peor. No es que coman menos, es que **el cuerpo ya no regala el mantenimiento estructural.**

La proteína no entra para hacer más cosas.

Entra para **evitar que el cuerpo vaya perdiendo soporte.**

**El cuerpo como una construcción de Lego**

Una forma sencilla de entenderlo es imaginar el cuerpo como una gran construcción hecha con piezas de Lego. *Sí, esas piececitas con las que los niños y no tan niños construyen figuras.*

Durante muchos años, el sistema funciona casi en automático. Algunas piezas se desgastan, otras se aflojan, pero el cuerpo las repone sin que tengas que pensar en ello. La estructura se mantiene estable sin demasiado esfuerzo.

A partir de los 30–35 años, ese recambio deja de ser automático.

El cuerpo sigue funcionando, pero ya no recibe piezas nuevas "de regalo". Para mantener la estructura necesita que los materiales lleguen de forma más clara y regular.

En este contexto, las proteínas son **las piezas de Lego básicas.**

Las que mantienen la forma, la estabilidad y la resistencia de toda la construcción.

Si esas piezas no llegan en cantidad suficiente, el cuerpo no se detiene ni avisa de inmediato. Hace lo que puede: empieza a desmontar partes menos prioritarias para reutilizar esas piezas donde son más necesarias. Y el músculo suele ser uno de los primeros lugares de los que se sacan piezas.

Por fuera, la construcción sigue en pie.

Por dentro, va perdiendo solidez.

Asegurar proteína suficiente no es construir algo nuevo.

Es **evitar que la estructura se debilite poco a poco.**

**Cantidad y reparto: el punto crítico**

Muchas mujeres consumen proteína, pero de forma irregular. Desayunos muy pobres en proteína, comidas desequilibradas y cenas demasiado ligeras hacen que el cuerpo pase muchas horas sin la señal necesaria para conservar tejido muscular.

En esta etapa, no solo importa cuánta proteína se consume a lo largo del día, sino:

cómo se reparte,

con qué otros nutrientes se acompañan,

y si existe algún estímulo de movimiento o fuerza.

Desde el punto de vista clínico, las recomendaciones clásicas resultan insuficientes para esta fase. De forma orientativa, muchas mujeres se benefician de una ingesta diaria en el rango de **1,2 a 1,6 gramos de proteína por kilo de peso corporal**, distribuida de forma regular.

Una referencia sencilla y práctica es incluir en cada comida principal una porción de alimento proteico del tamaño aproximado de **la palma de la mano.** No como regla rígida, sino como guía visual.

Romper el ayuno con algo de proteína: huevos, yogur natural alto en proteína, tofu, pavo, caballa; ayuda a mantener la energía estable y reduce los picos de hambre posteriores.

**Proteína como estrategia, no como exigencia**

Hablar de proteína estratégica no implica pesar alimentos ni vivir pendiente de dietas estrictas. Implica entender su función estructural.

Huevos, pescado, legumbres, lácteos fermentados, tofu, carne magra… son alimentos cotidianos, no recursos deportivos. En algunos momentos, un batido de buena calidad puede ser un apoyo útil, no una obligación.

Cuando la proteína es suficiente:

- mejora la saciedad
- se estabiliza la glucosa
- se protege la masa muscular
- y se reduce la fragilidad futura

Todo esto facilita la adaptación del cuerpo a la transición hormonal.

## Pensar a largo plazo

La proteína no es una solución inmediata ni un recurso estético. Es una inversión silenciosa.

El músculo que se conserva ahora:

protege la autonomía futura,

reduce el riesgo de caídas y fracturas,

sostiene los huesos y el metabolismo,

y amortigua el impacto del envejecimiento.

Muchas decisiones en esta etapa no se notan al instante.

Pero se notan con los años.

La proteína es una de ellas.

No es una moda.

No es una dieta.

Es una forma de asegurarte de que el cuerpo que estás cuidando hoy **pueda sostenerte bien mañana.**

# Clave 9 - Fibra indispensable: el regulador silencioso que tu cuerpo necesita ahora

Durante años nos enseñaron que la fibra servía para una cosa: ir al baño.

Y es cierto que ayuda.

Pero reducir la fibra al tránsito intestinal es como reducir los ovarios a la menstruación.

Es una simplificación cómoda.

Y profundamente incompleta.

La fibra no solo mueve el intestino.

Modula la glucosa.

Alimenta tu microbiota.

Influye en la recirculación de estrógenos.

Reduce la inflamación de bajo grado.

Y mejora la sensibilidad metabólica en una etapa en la que el cuerpo empieza a perder margen de compensación.

Cuando la fibra es insuficiente, el problema no es el estreñimiento.

Es la desregulación silenciosa.

## Fibra: lo que no se digiere, pero lo regula todo

La fibra no se digiere. Y precisamente por eso es tan valiosa. Al atravesar el sistema digestivo sin ser absorbida, actúa como moduladora de procesos clave que influyen directamente en:

- el metabolismo del azúcar,

- la inflamación de fondo,
- la salud intestinal,
- y la correcta eliminación de hormonas.

Durante muchos años, el cuerpo puede tolerar una ingesta baja de fibra sin consecuencias visibles. A partir de esta etapa, esa tolerancia disminuye. El sistema se vuelve más sensible y cualquier desequilibrio genera más fricción.

Aquí la fibra deja de ser "algo recomendable" y se convierte en **una pieza clave de regulación.**

## Estrógenos, hígado e intestino: un circuito poco explicado

Una parte fundamental del equilibrio hormonal ocurre lejos de los ovarios. Ocurre en el hígado y en el intestino.

Cuando los estrógenos han cumplido su función, el hígado los procesa y los envía al intestino para ser eliminados. Este proceso es continuo y necesario. El problema aparece cuando el sistema no consigue cerrar bien el ciclo.

Si la dieta es pobre en fibra, parte de esos estrógenos ya utilizados pueden volver a reabsorberse en lugar de eliminarse. No porque el cuerpo produzca "demasiados estrógenos", sino porque **el sistema de limpieza no funciona con eficiencia.**

Aquí la fibra actúa como un regulador silencioso:

atrapa, acompaña y facilita la eliminación.

Cuando falta, el sistema se sobrecarga.

**Por qué ahora se nota más su ausencia**

En la transición hormonal temprana coinciden varios factores:

- menor protección antiinflamatoria hormonal,
- cambios en la microbiota intestinal,
- mayor sensibilidad a los picos de glucosa,
- digestiones más lentas y pesadas.

En este contexto, una dieta baja en fibra aumenta el trabajo del organismo. El cuerpo tiene que esforzarse más para mantener el equilibrio, y lo hace con menos margen.

Muchas mujeres no han dejado de comer fibra. Simplemente, no comen **la fibra suficiente para el momento biológico en el que están.**

## Fibra y azúcar: una relación clave

Uno de los papeles más importantes de la fibra es ralentizar la absorción de los carbohidratos. Al hacerlo, evita subidas bruscas de azúcar en sangre y reduce la necesidad de liberar grandes cantidades de insulina (como ya hemos explicado anteriormente).

Esto es especialmente relevante en esta etapa, donde la sensibilidad a la insulina empieza a disminuir de forma progresiva.

Con suficiente fibra:

- la glucosa entra más despacio en la sangre,
- el páncreas trabaja con menos estrés,
- y el metabolismo se mantiene más estable.

No es una intervención agresiva.

Es una forma de **poner freno al sistema** sin forzarlo.

## Cantidad… y diversidad

Desde el punto de vista clínico, la mayoría de las mujeres consume alrededor de **12–15 gramos de fibra al día**, cuando el objetivo mínimo recomendado para esta etapa se sitúa en torno a los **25 gramos diarios**.

Pero no todo es cuestión de gramos.

La fibra funciona mejor cuando es diversa. La que proviene de verduras, frutas, legumbres, semillas, frutos secos y cereales integrales alimenta distintas poblaciones bacterianas y cumple funciones complementarias.

Reducir la fibra a un solo tipo o confiar únicamente en suplementos no produce el mismo efecto regulador.

Aquí no se trata de "añadir algo más", sino de **reconstruir una base.**

**Cómo integrarla sin complicarte**

La fibra funciona mejor cuando:

- aparece de forma regular,
- se distribuye a lo largo del día,
- y se acompaña de una buena hidratación.

Empezar las comidas con verduras o una ensalada prepara el terreno para que los carbohidratos posteriores se absorban de forma más lenta. Aumentar la fibra debe hacerse de manera progresiva para evitar molestias digestivas.

No es una estrategia rápida.

Es una estrategia de fondo.

**Una intervención discreta, pero decisiva**

La fibra no promete cambios espectaculares inmediatos. Su efecto es acumulativo y estructural. Mejora el terreno sobre el que actúan todas las demás decisiones nutricionales.

Cuando la fibra es suficiente:

- la glucosa se estabiliza mejor,
- la inflamación de bajo grado disminuye,
- la digestión se vuelve más eficiente,
- y la regulación hormonal gana fluidez.

No hace ruido.

No se nota de un día para otro.

Pero sostiene silenciosamente el equilibrio que el cuerpo necesita ahora.

En la transición hormonal, muchas estrategias solo funcionan si el sistema digestivo está bien regulado. La fibra es una de las formas más sencillas, y más infravaloradas, de conseguirlo.

No es una moda.

No es un suplemento milagro.

Es una pieza básica para que todo funcione mejor.

## Clave 10 - La microbiota como órgano endocrino: cuando todo parece estar bien, pero nada termina de encajar

Recuerdo bien a Rosa, una de las pacientes del programa *Plenipausia*. Tenía 51 años y una carpeta llena de informes. Venía de Almansa, había recorrido más de 60 km para acudir a la consulta y ya había probado con varios profesionales y había hecho cambios importantes: comía mejor, había reducido el azúcar, aumentado la proteína, cuidaba la fibra, nada de ultraprocesados, cenaba temprano y sólo bebía agua. En teoría, estaba haciendo "todo bien".

En consulta, muchas mujeres llegan con una sensación difícil de explicar:

*"Hago todo lo que se supone que hay que hacer… y aun así no termino de estar bien."*

Sus analíticas eran perfectas, de hecho, los otros médicos le habían dicho "analíticas de libro".

Su alimentación, razonable.

Su implicación, alta.

Pero su cuerpo no respondía: digestiones pesadas, abdomen hinchado, sensación de cansancio y falta de energía era lo que más le estaba afectando.

### Cuando las piezas están, pero el sistema no funciona

Esta situación es muy frecuente en la transición hormonal. Mujeres informadas, responsables con su salud, que aplican recomendaciones correctas y aun así no logran una mejoría clara.

Aquí suele aparecer la frustración:

*"¿Qué más tengo que hacer?"*

Y la respuesta, casi siempre, no es "hacer más", sino **entender qué sistema está bloqueando al resto.**

En muchos de estos casos, el problema no está en la proteína, ni en la fibra, ni siquiera en una hormona concreta. Está en el intestino entendido no como digestión, sino como **sistema regulador central.**

El intestino no es un tubo digestivo sofisticado. Es un centro de mando metabólico.

## La microbiota: un órgano que no sabías que tenías

No hablamos de tránsito intestinal. Hablamos de regulación hormonal.

La microbiota no es solo un conjunto de bacterias que viven en tu intestino; es, a efectos prácticos, un **órgano metabólico y endocrino** con un peso de hasta dos kilos que influye en tu peso, tu humor y, sobre todo, en tu equilibrio hormonal. En el camino hacia los 37 o 47 años, pensar el cuerpo como un "ecosistema" y no como órganos aislados es una de las grandes claves preventivas que puedes tener.

Más que "bichitos", tu microbiota es tu fábrica de bienestar. Es una comunidad de billones de microorganismos que realizan tareas que tu propio cuerpo no puede hacer solo:

- **Producción de felicidad: El 95% de la serotonina** (la hormona de la felicidad y el bienestar) y el 50% de la dopamina (la de la motivación) se fabrican en tu intestino. Si tu microbiota está mal, es muy probable que tu estado de ánimo también lo esté. Eso no es digestión. Eso es endocrinología.
- Alberga el **70 % de las células del sistema inmunitario,** regulando la inflamación y la respuesta defensiva.
- Contiene un conjunto específico de bacterias, el **estroboloma**, encargadas de metabolizar y regular los estrógenos. Y ese sistema de reciclaje no depende del ovario. Depende del intestino.

Cuando este sistema funciona bien, el cuerpo se adapta.

Cuando no, todo se vuelve errático.

**Estrógenos, intestino y recirculación hormonal**

Los estrógenos no desaparecen cuando cumplen su función. El hígado los procesa y los envía al intestino para su eliminación. Allí, la microbiota decide qué ocurre después:

Si el estroboloma está equilibrado, los estrógenos se eliminan correctamente.

Si no lo está, pueden reabsorberse y voel sistema de reciclaje no está funcionando bien.

ver a la circulación sanguínea, generando desajustes.

No porque el cuerpo produzca "demasiadas hormonas", sino porque **el sistema de reciclaje no está funcionando bien.**

La microbiota no es un órgano digestivo secundario. Es un órgano regulador con impacto sistémico.

Aquí es donde muchas mujeres sienten que "todo rebota": inflamación persistente, hinchazón, reglas irregulares, sensibilidad emocional o dificultad para perder grasa, aunque las pautas sean correctas.

**Intestino y cerebro: la autopista invisible**

El intestino y el cerebro están conectados por una vía directa: el nervio vago. Es una auténtica autopista de información.

**Cuando la microbiota está alterada**, por ultraprocesados, exceso de azúcar, alcohol o estrés crónico, se envían señales de alarma al cerebro. Estas pueden manifestarse como **niebla mental, ansiedad, cansancio o sensación de desconexión.**

Por el contrario, una microbiota equilibrada envía señales de calma, mejora la concentración y facilita la regulación emocional.

Por eso, muchas veces, el malestar no "está en la cabeza", pero **llega a la cabeza desde el intestino.**

**Por qué este punto se pasa por alto tan a menudo**

La microbiota suele abordarse de forma fragmentada:

"toma probióticos",

"come yogur",

"añade fibra".

Cuando entendemos la microbiota como órgano endocrino, deja de ser un complemento y se convierte en prioridad estructural.

Pero en la transición hormonal, el intestino rara vez necesita un parche. Necesita **orden y estructura:**

- Introducir alimentos fermentados como kéfir, chucrut o kimchi.
- Aumentar la diversidad vegetal, no solo la cantidad.
- Reducir los grandes incendiarios del sistema: azúcar, alcohol y estrés crónico.
- Respetar descansos digestivos nocturnos de al menos **12 horas**, permitiendo que el intestino se limpie y regenere.

No es una solución rápida.

Es una reorganización profunda.

**Por qué este punto es central en Plenipausia**

Plenipausia parte de una idea clave: no propone sumar pautas, sino **ordenar sistemas**.

Este capítulo es central porque explica por qué, sin un intestino funcional, el resto de estrategias pierde eficacia.

Cuando la microbiota se acompaña correctamente:

el cuerpo deja de resistirse,

los síntomas se vuelven coherentes,

y la adaptación hormonal se vuelve posible.

No es una intervención rápida.

Es una base estructural.

No porque exista una solución mágica, sino porque **todas las piezas empiezan a trabajar en la misma dirección.**

Este capítulo no pretende que "arregles" tu microbiota leyendo unas páginas. Pretende que entiendas por qué, en esta etapa, muchas mujeres necesitan un abordaje global, coherente y sostenido en el tiempo.

Cuando eso ocurre, el cuerpo deja de ir a trompicones.

Y por primera vez, muchas mujeres sienten que alguien ha entendido el cuadro completo, no solo una parte.

Ese es el verdadero papel de la microbiota en esta etapa:

no ser una moda,

sino el lugar donde todo empieza, por fin, a encajar.

# Clave 11 - Suplementación inteligente: rellenar vacíos biológicos, no añadir ruido

La escena se repite con frecuencia en consulta ante la pregunta "¿tomas algún suplemento?"

Se sienta frente a mí, abre el bolso, o saca el móvil, y empieza a enumerar, casi sin respirar:

— Magnesio, vitamina D, omega 3, probióticos, ashwagandha, colágeno, melatonina, hierro, algo para el estrés que me recomendó una amiga y algo para dormir que vi en redes.

Hace una pausa.

Y formula la pregunta clave:

—¿Me falta algo más?

Nunca la respuesta es "sí".

Muy a menudo es otra muy distinta:

—Antes de añadir nada, hay que ordenar.

Y ese ordenar no se refiere solo a la lista de suplementos, sino al **lugar que ocupa la suplementación dentro del proceso de adaptación hormonal.**

## El error de empezar por los suplementos

En la transición hormonal, la suplementación suele llegar por cansancio.

Cansancio de no encontrarse bien, de probar cosas sin entender del todo por qué, de sentir que el cuerpo necesita ayuda… pero no saber cuál.

Aquí es donde muchos enfoques fallan: tratan la suplementación como la primera respuesta, cuando en realidad **debería ser una de las últimas herramientas en incorporarse.**

No porque no funcione, sino porque **funciona mal cuando el sistema no está preparado.**

**No todo vacío se rellena con un suplemento**

Desde una mirada clínica, no todo síntoma indica una carencia nutricional. Muchas veces indica otra cosa:

mala absorción,

inflamación de base,

desregulación del eje intestino–hormonas–estrés,

o un cuerpo sometido a demasiadas señales contradictorias.

En estos contextos, sumar suplementos no mejora el resultado.

Lo empeora.

Por eso, en este enfoque, la suplementación **no se plantea como corrección inmediata**, sino como **optimización cuando la base ya está colocada.**

## "Esto es tirar el dinero": cuando la objeción tiene razón

Cuando una mujer (o yo misma, en muchas ocasiones) decimos que los suplementos "no sirven para nada" o que solo generan una "orina cara", no estamos diciendo una tontería. En consulta, esa percepción tiene sentido.

Muchas llegan después de meses, a veces años, de suplementación constante sin notar cambios reales. Y cuando algo no funciona, el cuerpo lo deja claro.

Desde el punto de vista médico, esto rara vez significa que los suplementos sean inútiles. Lo que suele ocurrir es que **se han utilizado fuera de contexto.**

En esta etapa, el organismo no responde bien a estímulos aislados.

Responde a **sistemas ordenados.**

Uno de los errores más frecuentes es asumir que todo síntoma es una carencia. Fatiga, inflamación, cambios de humor o sueño irregular no siempre indican que "falta algo". Muy a menudo indican que el cuerpo **no está regulando bien**: hay inflamación de base, estrés sostenido, alteraciones digestivas o desajustes hormonales que impiden que cualquier nutriente haga su trabajo.

A esto se suma un punto clave que se pasa por alto con facilidad: **ingerir no es lo mismo que absorber.**

En la transición hormonal temprana son frecuentes la disbiosis intestinal, la inflamación de la mucosa digestiva o incluso una acidez gástrica insuficiente. Todo ello limita la absorción de minerales, vitaminas y ácidos grasos.

El resultado es frustrante: se toman suplementos correctamente formulados, pero el cuerpo no los puede utilizar. Desde la fisiología, un nutriente que no llega a destino es clínicamente irrelevante, por muy buena que sea la dosis.

También influye cómo interpretamos las analíticas. Los rangos "normales" de laboratorio están diseñados para descartar enfermedad, no para optimizar función. Un nivel de vitamina D considerado suficiente puede no serlo para modular inflamación, inmunidad o salud hormonal. Dado que el déficit es endémico, se recomienda mantener niveles en sangre de **40-50 ng/ml**, mucho más que los 20-30 ng/ml que suelen marcar los laboratorios como "suficientes". Lo mismo ocurre con otros micronutrientes: valores aceptables no siempre equivalen a reservas funcionales adecuadas para esta etapa.

Y luego está el momento.

El mismo suplemento puede ser útil, neutro o incluso contraproducente según el estado del sistema. En un cuerpo con inflamación activa, estrés elevado y sueño alterado, introducir múltiples productos, especialmente estimulantes o adaptógenos, puede generar más carga en lugar de alivio.

Muchas mujeres empeoran al suplementar no porque el nutriente sea incorrecto, sino porque **llega antes de tiempo.**

Hay otro aspecto clave que explica por qué muchas mujeres sienten que la suplementación no les aporta nada: no todos los suplementos son iguales, y no todo lo que se ingiere llega realmente a destino.

Desde la fisiología, dos factores marcan una diferencia enorme. El primero es **la calidad y pureza del producto.** Esto es especialmente relevante en minerales y ácidos grasos, donde la presencia de excipientes innecesarios, dosis mal ajustadas o contaminantes, como metales pesados en algunos omega-3, puede convertir un suplemento aparentemente correcto en algo poco eficaz o incluso contraproducente.

El segundo factor es la **biodisponibilidad**, es decir, la capacidad real del cuerpo para absorber y utilizar ese nutriente. No es lo mismo lo que se traga que lo que finalmente entra en la célula. La forma química del mineral, la matriz en la que se presenta, la necesidad de grasa para su absorción o el estado del intestino en ese momento condicionan completamente el resultado.

Un suplemento mal elegido no es inocuo. No solo no ayuda, sino que **ocupa espacio metabólico, interfiere con otros procesos y añade ruido a un sistema que ya está sobrecargado.** Por eso, en esta etapa, más cantidad no significa más eficacia. Muy a menudo significa lo contrario.

Cuando se entiende esto, la suplementación deja de verse como una lista de productos "por si acaso" y pasa a ocupar el lugar que le corresponde: una herramienta precisa, dependiente del contexto, del momento y del estado real del organismo.

## Afinar en lugar de sumar

Por todo esto, la suplementación eficaz no consiste en acumular, sino en **afinar**. No se trata de corregir déficits extremos, sino de sostener sistemas que trabajan con más exigencia, reducir fricción metabólica y facilitar la adaptación hormonal.

Cuando se hace así, con orden y criterio, los suplementos dejan de ser una apuesta incierta y pasan a ser una herramienta precisa.

En mi programa *Plenipausia,* este punto se trabaja de forma especialmente minuciosa. No se añaden suplementos de manera automática ni protocolizada. Se ordena primero el terreno, se prioriza qué sistemas necesitan apoyo real y solo entonces se decide, de forma personalizada, qué nutriente tiene sentido, en qué forma y en qué momento.

En este proceso, la calidad, la formulación y el criterio detrás de cada producto marcan una diferencia real. Por eso, en mi práctica clínica trabajo con laboratorios en los que confío y en cuyos desarrollos participo activamente, como es el caso del laboratorio Nessum, donde he colaborado en la formulación de sus complementos, asegurando que respondan a las necesidades reales de esta etapa.

Muy a menudo, el mayor avance no llega al añadir algo nuevo, sino al retirar lo que estaba generando ruido.

## Lo que suele marcar la diferencia (cuando toca)

Sin entrar en protocolos cerrados, hay algunos nutrientes que, por evidencia y función, suelen ser especialmente relevantes en esta etapa **cuando están bien indicados:**

El **magnesio**, por su papel en la regulación del sistema nervioso, el descanso y la gestión del estrés.

La **vitamina D,** que actúa más como hormona reguladora que como vitamina, con impacto en inflamación, inmunidad y función ovárica (la veremos más adelante de forma más extensa).

Los **omega-3 (EPA/DHA)**, por su capacidad para reducir inflamación de bajo grado y proteger sistema cardiovascular y cerebral.

La **creatina**, lejos de ser estética, como herramienta estructural para preservar masa muscular y ósea a partir de los 30 años, con beneficios también a nivel cognitivo y anímico.

La **melatonina**, cuya producción empieza a descender a partir de los 35 años y que cumple funciones mucho más amplias que el sueño, aspecto que se abordará de forma específica más adelante.

En todos los casos, la forma, la dosis, la calidad y el momento importan tanto como el nutriente en sí, pero esta parte, te la cuento en consulta. Aquí tienes el QR para acceder directamente:

bitly

# Navegación hacia el movimiento

### Cambio de órbita: por qué la comida sola ya no basta

Desde un punto de vista médico, la nutrición y el ejercicio no son pilares independientes, sino un **binomio inseparable** cuando hablamos de salud femenina a medio y largo plazo. La alimentación aporta la materia prima, los nutrientes, los "legos" biológicos. Pero es el movimiento el que le dice al cuerpo **qué hacer con ellos.**

Sin esa señal mecánica, el organismo no interpreta que deba invertir recursos en mantener estructura.

A partir de los 30 años, y de forma más evidente en la transición hormonal temprana, la masa muscular y la masa ósea inician un declive progresivo. No es una patología. Es biología. Y ese declive **no se frena solo comiendo mejor,** por muy ajustada que esté la dieta.

El cuerpo es eficiente: si no necesita músculo, no lo mantiene.

Si no recibe carga mecánica, no refuerza el hueso.

Si no se le exige estabilidad, no invierte en ella.

Aquí es donde muchas mujeres se sienten desconcertadas. Han mejorado su alimentación, han reducido inflamación, han ordenado su sistema digestivo y metabólico... pero empiezan a notar que el cuerpo pierde tono, firmeza o capacidad de recuperación. No porque algo vaya mal, sino porque **falta una señal clave.**

## La señal que activa la estructura

Desde la fisiología, la construcción y el mantenimiento del tejido muscular requieren dos cosas al mismo tiempo: nutrientes adecuados y **estímulo mecánico**. La proteína por sí sola no construye músculo. Necesita que el ejercicio active las vías celulares encargadas de la síntesis de tejido nuevo. Sin ese estímulo, el cuerpo no "enciende" el proceso.

Esto explica por qué dietas bien planteadas, pero sin entrenamiento de fuerza, pueden acabar provocando justo lo contrario de lo que se busca: pérdida de masa muscular, metabolismo más lento y mayor vulnerabilidad a la resistencia a la insulina con el paso de los años.

El ejercicio no solo construye músculo. También potencia los efectos de la nutrición antiinflamatoria, mejora la sensibilidad a la insulina, contribuye a regular el sistema hormonal y reduce la inflamación sistémica. Es decir, **multiplica el efecto de todo lo trabajado en la estrella anterior.**

## Cuando el foco deja de ser metabólico y pasa a ser funcional

Una vez que el cuerpo deja de estar inflamado y desregulado, emerge una necesidad distinta: la capacidad funcional. Ya no se trata solo de cómo procesa la energía, sino de **cómo se sostiene en el tiempo.**

Desde la clínica, esta es una transición clave. El riesgo a medio plazo no es solo ganar grasa o perder energía, sino perder reserva física: fuerza, equilibrio, densidad ósea y capacidad de reacción. Son estos factores, y no el peso, los que determinan el riesgo de caídas, fracturas, fragilidad y pérdida de autonomía en décadas posteriores.

Por eso, en esta etapa, el ejercicio deja de tener sentido como herramienta estética o como forma de "quemar calorías". Ese enfoque no solo es limitado, sino que suele ser contraproducente.

## El ejercicio como infraestructura, no como complemento

Al entrar en esta estrella, el movimiento se aborda como lo que realmente es desde la medicina preventiva: una **intervención estructural.** Una forma de construir capital físico mientras todavía hay margen biológico para hacerlo.

Antes de los 35–40 años, el cuerpo responde de manera especialmente eficiente al entrenamiento. Es el momento de crear una reserva de músculo y fuerza que actúe como amortiguador cuando la protección hormonal disminuya de forma más clara.

Por eso, el ejercicio en esta etapa no se prescribe para "estar en forma", sino para **no perder forma funcional.** Para sostener huesos, proteger articulaciones, mantener estabilidad y preservar independencia física a largo plazo.

Desde este punto del libro, el enfoque cambia de manera consciente. Pasamos de regular y compensar a construir **capacidad**. No porque lo anterior deje de ser importante, sino porque ya ha cumplido su función: preparar el terreno.

Ahora el cuerpo está listo para algo más exigente y más decisivo.

Porque el soporte que va a necesitar en el futuro no únicamente se come.

Se entrena.

## Clave 12 - Pico de masa vital: tu "cima" biológica a los 30 años

Imagina que tu cuerpo es una estructura que se construye sin descanso desde que naces. Durante años levanta paredes, refuerza vigas, consolida cimientos. La biología invierte con generosidad en músculo y en hueso.

Alrededor de los 30 años alcanzas la azotea.

Es lo que la medicina denomina **pico de masa vital:** el momento de máxima riqueza estructural en tus huesos y tus músculos. Tu punto de mayor potencia biológica.

A partir de ahí, el cuerpo cambia de estrategia.

Deja de acumular recursos y empieza, lentamente, a gastarlos.

No de forma brusca.

No con síntomas evidentes.

Pero sí de manera progresiva.

Entender que esta cima llega tan pronto es una ventaja enorme. Porque lo que hagas en esta etapa determinará cómo te sentirás a los 60 o 70 años.

### El capital de tus huesos: una estructura con fecha límite

Tu esqueleto alcanza su máximo tamaño y densidad aproximadamente a los 30 años. Es el momento en que tus huesos son más fuertes y más resistentes a fracturas.

Hasta esa edad, el equilibrio está a tu favor: el cuerpo fabrica hueso nuevo más rápido de lo que lo destruye. La formación ósea supera a la resorción.

Pero entre los 30 y los 35 años, ese equilibrio se altera.

Comienza una pérdida lenta y constante de masa ósea, que puede rondar el 0,4 % anual en condiciones normales.

No lo notas.

No duele.

Pero ocurre.

¿Y por qué importa ahora?

Porque cuando llegue la menopausia, y la caída de estrógenos acelere la pérdida ósea, no partirás del mismo lugar si tu capital óseo es alto que si es bajo.

El hueso funciona como una reserva.

Cuanto mayor sea tu "colchón" estructural ahora, mayor será tu margen de seguridad después.

El hueso no se improvisa a los 55 años.

Se construye décadas antes.

## Tus músculos: el motor de tu metabolismo

Al igual que el esqueleto, la masa muscular también toca su techo alrededor de los 30 años.

A partir de entonces, si no existe estímulo específico, comienza un proceso invisible conocido como **sarcopenia preventiva.**

Se estima que, sin entrenamiento de fuerza, podemos perder entre un **3% y un 8% de masa muscular cada diez años** a partir de la tercera década de la vida.

Es una pérdida silenciosa.

No se percibe en el espejo de inmediato.

Pero se manifiesta en forma de:

- metabolismo más lento
- mayor facilidad para acumular grasa
- menor sensibilidad a la insulina

- menor estabilidad articular

Y además ocurre un efecto dominó importante: cuando el músculo se debilita, deja de "tirar" del hueso. Y el hueso, al no recibir estímulo mecánico suficiente, también pierde densidad.

El músculo no es solo fuerza.

Es protección metabólica y estructural.

Es uno de los principales predictores de autonomía en la edad avanzada.

## La reserva para el futuro

Saber que el declive empieza alrededor de los 30 no es para asustarse.

Es para planificar.

Es mucho más fácil **mantener la fuerza que ya tienes** que intentar recuperarla cuando ya se ha perdido una parte significativa.

En esta etapa, el cuerpo todavía responde bien al estímulo. Todavía tiene capacidad de adaptación. Pero esa ventana no es infinita.

Aquí entra un factor diferencial femenino que no podemos ignorar: **Tus ovarios llevan prisa.**

El sistema reproductor femenino envejece aproximadamente al doble de velocidad que otros órganos (que ya hemos hablado de esto, sólo estoy refrescando y conectando sistemas). Esto significa que mientras tus músculos están en su cima, tus ovarios ya se están preparando para una retirada progresiva.

Y cuando esa retirada hormonal se acelera, hueso y músculo pierden parte de su protección biológica.

La transición hormonal no crea el declive estructural.

Lo acelera.

Por eso construir reserva antes de que ese descenso hormonal sea evidente, marca la diferencia.

Reserva para:

- levantarte del suelo sin ayuda

- mantener equilibrio
- absorber impactos
- proteger tus huesos ante una caída
- sostener independencia física

Si no has empezado a entrenar, el mejor momento era ayer.

El segundo mejor momento es hoy.

No como frase motivacional.

Como dato fisiológico.

El músculo sigue respondiendo.

El hueso sigue adaptándose.

El cuerpo sigue construyendo cuando recibe señal.

Y esa señal no es caminar sin carga.

Es estímulo mecánico suficiente.

## La década en la que decides tu autonomía

Los 30 años no son el principio del fin.

Son el punto de máxima potencia biológica.

Es el momento en el que todavía puedes construir con relativa facilidad músculo, densidad ósea y capacidad funcional. Pero también es el momento en el que, si no hay estímulo, el cuerpo empieza a ahorrar energía reduciendo lo que no considera imprescindible.

La biología no es dramática.

Es eficiente.

Si no usas tu músculo, lo reduce.

Si no cargas tus huesos, los aligera.

Si no desafías tu estructura, la simplifica.

Por eso este capítulo no va de estética ni de rendimiento.

Va de **soberanía física.**

Cuanto antes llenes tu "hucha" biológica, mayor será tu margen cuando los estrógenos, que han sido tus grandes aliados estructurales, empiecen a retirarse de forma más clara.

La pregunta ya no es si quieres entrenar.

La pregunta es **si quieres llegar a los 60 dependiendo de tu cuerpo... o negociando con él.**

Y esa negociación empieza ahora.

# Clave 13 - Entrenamiento de fuerza: tu verdadera polipíldora de juventud

Si existiera una pastilla capaz de prevenir hasta 26 enfermedades crónicas, mejorar el estado de ánimo, proteger tus huesos, mantener tu cerebro ágil y regular tu metabolismo, probablemente estaría en todas las casas y las farmacéuticas se matarían por ella.

Esa pastilla no es un fármaco.

Es el entrenamiento de fuerza.

A partir de los 30 años, ya hemos comentado que el cuerpo inicia una pérdida silenciosa de masa muscular conocida como **sarcopenia**, uno de los principales predictores de fragilidad y pérdida de independencia en la edad avanzada.

Por eso el **entrenamiento de fuerza** deja de ser una opción deportiva y se convierte en una **intervención terapéutica de alta precisión**.

## El músculo: tu farmacia interna

Durante mucho tiempo creímos que el músculo solo servía para generar movimiento y mantener la postura. Hoy sabemos que es el órgano endocrino más grande del cuerpo. Este cambio de paradigma se debe en gran parte a la investigación liderada por la Dra. Bente Klarlund Pedersen, quien demostró que el músculo, cuando se contrae, libera moléculas con efectos en todo el organismo.

Estas moléculas se llaman **mioquinas**, y son una de las razones por las que el entrenamiento de fuerza tiene efectos que van mucho más allá de la estética.

Entre ellas destacan:

- Irisina, que favorece la conversión de grasa blanca en grasa parda metabólicamente activa y estimula a las células que forman hueso.

- BDNF (Brain Derived Neurotrophic Factor), que viaja al cerebro y actúa como fertilizante neuronal, mejorando memoria, concentración y protegiendo frente al deterioro cognitivo.
- Interleucina-6 (IL-6) que, cuando se libera por el ejercicio, no por inflamación, ejerce un potente efecto antiinflamatorio sistémico.

Además, existen mioquinas como la **decorina** y la **SPARC**, que han despertado un enorme interés científico.

La decorina no solo favorece el crecimiento muscular al bloquear la miostatina, una proteína que actúa como freno del músculo, sino que también ha demostrado actividad antitumoral al interferir en mecanismos que algunas células cancerosas utilizan para proliferar.

La SPARC, por su parte, se ha relacionado con la inducción de apoptosis, es decir, la muerte programada de células anómalas, especialmente estudiada en modelos de cáncer de colon y próstata.

En definitiva, cuando entrenas fuerza de manera regular, no solo construyes músculo. Activas mecanismos de protección sistémicos que influyen en inflamación, metabolismo, cerebro y salud celular.

## El guardián de tu metabolismo

El músculo es el principal consumidor de glucosa del organismo.

Cuando entrenas fuerza, activas transportadores celulares llamados **GLUT4**, que permiten que la glucosa entre en la célula sin depender exclusivamente de la insulina. Esto mejora la sensibilidad insulínica y reduce el riesgo de resistencia a la insulina, algo especialmente relevante cuando el entorno hormonal empieza a cambiar.

Más músculo significa:

- mejor regulación del azúcar en sangre
- menor acumulación de grasa visceral
- menor inflamación crónica
- mayor estabilidad energética

En la transición hormonal temprana, donde la sensibilidad metabólica puede empezar a alterarse, el músculo se convierte en tu mayor aliado preventivo.

## El binomio músculo–hueso: una relación inseparable

Existe una conexión directa entre músculo y hueso.

Cuando un músculo fuerte tira del hueso durante el entrenamiento, envía una señal mecánica que estimula la formación de tejido óseo nuevo. Sin esa tracción, el hueso no recibe el mensaje de que debe mantenerse denso.

Sin músculo fuerte, el hueso pierde estímulo.

Y sin estímulo, se desmineraliza.

Por eso caminar, aunque saludable, no es suficiente para proteger tu estructura ósea. La densidad mineral ósea necesita carga. Necesita impacto controlado. Necesita resistencia.

Durante años, el estrógeno actuó como un protector natural de tus huesos y tus músculos. Cuando sus niveles empiezan a fluctuar, esa protección ya no es tan potente. En esta etapa, el entrenamiento de fuerza se convierte en el estímulo que sustituye esa ayuda hormonal: es la forma de decirle al cuerpo que siga construyendo y manteniendo tejido fuerte, aunque el entorno hormonal esté cambiando.

## Cómo entrenar de forma estratégica

Aquí es donde muchas mujeres reciben información equivocada.

El consejo tradicional de "muchas repeticiones con poco peso" no genera el estímulo suficiente para preservar masa muscular a largo plazo.

El músculo necesita desafío.

Algunas claves estratégicas:

- **Prioriza cargas progresivas.** Es más eficaz trabajar con resistencias que realmente supongan un esfuerzo que hacer infinitas repeticiones ligeras.
- **Elige ejercicios multiarticulares.** Sentadillas, empujes, tracciones, peso muerto, movimientos que involucren

grandes grupos musculares.

- **Entrena piernas con intención.** Es donde más masa muscular tenemos y donde más rápido se pierde con la edad. El tren inferior es tu seguro de autonomía.
- **Frecuencia mínima eficaz:** 2–3 sesiones semanales de 30–45 minutos pueden producir cambios profundos.
- **Sobrecarga progresiva:** el cuerpo se adapta. Si no aumentas ligeramente la dificultad con el tiempo, deja de mejorar.

No se trata de entrenar como una atleta de élite.

Se trata de entrenar con intención biológica.

## El mito de "ponerse como Hulk-a"

Muchas mujeres evitan la fuerza por miedo a ponerse "demasiado fuertes".

Desde el punto de vista hormonal, esto es extremadamente improbable. Nuestros niveles de testosterona hacen que ganar masa muscular significativa sea un proceso lento y exigente.

Lo que suele ocurrir es lo contrario:

más firmeza

mejor postura

menor inflamación

más estabilidad

mayor sensación de capacidad

El entrenamiento de fuerza no masculiniza.

Funcionaliza.

## El verdadero objetivo

No entrenas para tener abdominales marcados (a menos que quieras).

Entrenas para que a los 80 años puedas levantarte de una silla sin ayuda.

Para subir tu propia maleta al avión.

Para no depender de terceros en tareas básicas.

El músculo es tu plan de pensiones biológico.

En la transición hormonal temprana, muchas intervenciones compensan.

La fuerza hace algo distinto: construye.

Construye estructura.

Construye resiliencia.

Construye margen.

Y cuando los estrógenos empiecen a retirarse con más claridad, ese margen marcará la diferencia entre fragilidad y autonomía.

No es una moda.

No es una tendencia fitness.

Es la intervención preventiva más potente que tienes a tu alcance.

Y empieza con una decisión sencilla:

dejar de entrenar para "quemar calorías"

y empezar a entrenar para construir futuro.

# Clave 14 - Capacidad cardiovascular: el estándar de oro de tu longevidad

La protagonista de esta clave es Raquel, cuando la vi en consulta por primera vez tenía 43 años y estaba convencida de que estaba "en forma".

Caminaba todos los días. Hacía yoga. No tenía sobrepeso. Sus analíticas eran "de libro". No fumaba. No tenía antecedentes relevantes.

Pero cuando evaluamos su capacidad cardiorrespiratoria, el resultado fue claro: estaba por debajo de lo esperado para su edad.

"¿Cómo puede ser? Si yo me muevo mucho."

Aquí aparece una de las verdades menos explicadas en salud femenina:

**moverse no es lo mismo que tener buena capacidad cardiovascular.**

Y en la transición hormonal, esta diferencia empieza a ser decisiva.

**El marcador que predice cuánta vida le queda a tu sistema**

La capacidad cardiovascular se mide científicamente con un parámetro llamado **$VO_2$ máx.** (consumo máximo de oxígeno). Indica cuánta cantidad de oxígeno puede captar, transportar y utilizar tu cuerpo durante un esfuerzo intenso.

No es un dato deportivo.

Es un marcador de supervivencia.

Cuanto mayor es tu $VO_2$ máx.:

- más eficiente es tu corazón
- mejor funciona tu sistema vascular
- mayor es tu capacidad pulmonar efectiva

- mejor utilizan oxígeno tus músculos
- más flexible es tu metabolismo

Numerosos estudios han demostrado que la capacidad cardiorrespiratoria es uno de los **predictores más potentes de mortalidad** por todas las causas. Más incluso que algunos factores clásicos como el colesterol moderadamente elevado.

Alcanzar niveles altos de $VO_2$ máx. puede reducir el riesgo de muerte prematura en casi un 80%.

Y aquí viene el dato que casi nunca se dice con claridad:

**Cada minuto muere una mujer por un evento cardiovascular.**

Las mujeres mueren o sus vidas se ven gravemente afectadas por la Enfermedad CardioVascular (ECV) a los cincuenta y a los sesenta, a veces incluso a los cuarenta. La ECV es la primera causa de muerte femenina, por encima incluso del cáncer de mama.

Y empieza a gestarse décadas antes de que aparezca el primer síntoma.

## El "escudo" hormonal que empieza a debilitarse

Durante la vida fértil, el estrógeno actúa como un protector natural del sistema cardiovascular:

- mejora la función del endotelio (la capa interna de las arterias)
- favorece la elasticidad vascular
- optimiza la respuesta inflamatoria
- ayuda a mantener un perfil lipídico más protector

Cuando esa protección empieza a fluctuar, el sistema cardiovascular se vuelve más vulnerable:

- aumenta el colesterol LDL (el llamado popularmente como colesterol "malo")
- se incrementa la grasa visceral metabólicamente activa
- la inflamación de bajo grado gana terreno

En este contexto, el entrenamiento cardiovascular deja de ser opcional.

Se convierte en una **intervención preventiva obligatoria**.

No para competir.

Para proteger.

## Caminar es saludable pero no siempre es suficiente.

Caminar es bueno.

Moverse es imprescindible.

Pero no siempre eleva el $VO_2$ máx.

Para mejorar la capacidad cardiovascular, el corazón necesita trabajar a una intensidad suficiente como para generar adaptación.

No es extremo.

Es específico.

**La estrategia más respaldada por la ciencia: el modelo 80/20**

80% del tiempo en Zona 2 (intensidad baja-moderada): Es el ritmo "conversacional": puedes hablar, pero con cierto esfuerzo.

Este entrenamiento:

- mejora la eficiencia mitocondrial
- enseña al cuerpo a usar grasa como combustible
- aumenta la base aeróbica
- reduce inflamación

El objetivo ideal: entre **150 y 300 minutos semanales.**

20% del tiempo en alta intensidad (HIIT): Esfuerzos cortos donde hablar cuesta.

**Protocolos como el 4x4** (cuatro intervalos de cuatro minutos al 90-95% de tu frecuencia máxima con recuperación activa) han demostrado elevar de forma potente el $VO_2$ máx. y activar el metabolismo hasta 48 horas después.

No necesitas un gimnasio.

Necesitas intención.

**Cómo saber cómo está tu "motor"**

No necesitas un laboratorio sofisticado para estimarlo:

- **Test de Cooper:** distancia recorrida en 12 minutos
- **Smartwatches actuales:** estiman $VO_2$ máx. con bastante fiabilidad
- **Frecuencia cardíaca en reposo:** un corazón entrenado late menos veces por minuto para bombear la misma sangre

Un $VO_2$ máx. bajo no duele.

No avisa.

Pero reduce margen fisiológico.

Y en la transición hormonal, el margen lo es todo.

Cuando una mujer eleva su capacidad aeróbica de forma consistente, empiezan a aparecer **cambios** que van mucho más allá del rendimiento:

- mayor energía basal
- mejor claridad mental
- mejor regulación del estrés
- recuperación más rápida
- mayor tolerancia a la carga física y emocional

No porque haya perdido peso.

Sino porque ha aumentado su reserva.

En el programa Plenipausia, la capacidad cardiovascular no se aborda como un añadido fitness, sino como un pilar estructural dentro del sistema completo: primero reducimos inflamación, luego construimos estructura muscular y, sobre esa base, optimizamos el motor cardiovascular de forma estratégica y personalizada.

No por estética.

Por longevidad funcional.

## La pérdida inevitable... si no haces nada

Sin entrenamiento, el $VO_2$ máx. puede disminuir hasta un 13,5% por década.

Con entrenamiento regular, esa caída se reduce a menos de la mitad.

Cada minuto de corazón acelerado es un depósito en tu banco de salud.

Y esos depósitos se notan veinte años después.

La pregunta no es:

"¿Cuánto ejercicio haces?"

La pregunta es:

"¿Cuánta capacidad cardiovascular tienes disponible?"

Porque esa capacidad es la que te permitirá:

- tolerar enfermedad
- recuperarte de cirugías
- manejar estrés
- sostener energía
- mantener autonomía

El músculo te da soporte.

El corazón te da años.

Y ambos necesitan entrenamiento deliberado.

## Clave 15 - El peligro del sedentarismo: entrenar no compensa estar sentada

"Voy al gimnasio tres veces por semana."

Lo dice convencida. Y es verdad.

Pero luego añade:

"Eso sí... trabajo sentada casi todo el día".

Cada vez que escucho esta frase en consulta, me resulta tremendamente familiar.

Porque yo también entreno. Y, sin embargo, mi trabajo como médico es profundamente sedentario. Paso horas sentada en consulta. Escuchando, escribiendo, hablando... Apenas me levanto, salvo para hacer una ecografía o en el momento de las cirugías, pero el resto del tiempo, mi cuerpo está quieto.

Durante mucho tiempo pensé que con entrenar era suficiente.

Tres sesiones de fuerza. Algo de cardio. Objetivo cumplido.

Hasta que empecé a revisar la evidencia sobre el "***sitting time***", el tiempo total que pasamos sentadas al día, y entendí algo que me obligó a replantearlo todo.

### Puedes entrenar... y seguir siendo sedentaria.

Y desde el punto de vista médico, eso no es un matiz. Es un factor de riesgo independiente.

Fue incómodo reconocerlo. Porque significaba aceptar que no bastaba con hacer "mi hora de ejercicio". Que el cuerpo no funciona por compensación moral. No dice: "Has entrenado hoy, puedes quedarte inmóvil ocho horas".

Funciona por estímulo frecuente.

Ese momento cambió mi forma de organizar mis días. No añadí más entrenamiento. Añadí más consciencia. Más interrupciones. Más micromovimiento distribuido. Empecé a levantarme entre pacientes. A caminar mientras revisaba un audio de Whatsapp, mientras llamaba a una paciente, a hacer sentadillas mientras esperaba que se cargara el ordenador, a colgarme de mi barra cada vez que pasaba por esa puerta... En definitiva, a romper bloques largos de inmovilidad aunque solo fuera durante un minuto.

Y empecé a recomendarlo igual que recomiendo la fuerza o el cardio.

Porque el sedentarismo no es lo contrario de hacer deporte. Es otra cosa.

Y en la transición hormonal temprana, esa diferencia importa mucho más de lo que creemos.

## El "Sitting Time": el riesgo que actúa en silencio

El sedentarismo está considerado una **pandemia silenciosa** responsable de más de 3 millones de muertes anuales en el mundo.

Y lo más relevante:

No se define por no hacer deporte.

Se define por **pasar muchas horas seguidas sentada con gasto energético mínimo**.

Los estudios muestran que:

- Permanecer más de 3 horas diarias sentada aumenta el riesgo de mortalidad.
- Superar las 8 horas diarias eleva significativamente el riesgo de muerte prematura, incluso en personas que entrenan.

Este riesgo es independiente del **ejercicio estructurado.**

Es decir: una hora de gimnasio no neutraliza diez horas de silla.

Cuando permaneces sentada largos periodos:

- Disminuye la actividad de la **lipoproteína lipasa**, clave para metabolizar grasas.
- Se reduce la activación del transportador **GLUT4**, responsable

de introducir glucosa en el músculo.

- No se vacían las reservas de glucógeno muscular.
- Aumenta la resistencia a la insulina.
- Se incrementa la inflamación de bajo grado.
- Empeora la rigidez arterial.

El músculo es el principal órgano que capta glucosa.

Cuando no se mueve, deja de actuar como regulador metabólico.

Y esto, en transición hormonal, pesa todavía más.

Porque en esta etapa ya existe:

- mayor vulnerabilidad cardiovascular
- más tendencia a resistencia a la insulina
- menor margen metabólico

El sedentarismo no crea el problema.

Lo acelera.

**Snacks de movimiento: la medicina de los pequeños instantes**

Aquí viene la buena noticia.

No necesitas añadir más entrenamiento.

Necesitas **romper la inmovilidad prolongada.**

La evidencia sobre **VILPA (Actividad Física Vigorosa Intermitente en el Estilo de Vida)** es sorprendente:

- Solo 3–4 minutos diarios acumulados de actividad vigorosa reducen la mortalidad total en un 40%.
- La mortalidad cardiovascular puede reducirse hasta un 49%.
- Integrar múltiples pequeños episodios diarios puede disminuir el riesgo cardiovascular hasta un 65%.

¿De qué hablamos exactamente?

Subir escaleras rápido.

Caminar a paso vivo.

Levantarte cada 40–50 minutos.

Hacer 1 minuto de sentadillas.

Cargar bolsas con intención.

Caminar mientras haces llamadas.

Son "snacks de movimiento".

Pequeños estímulos que reactivan el metabolismo, estimulan circulación y mantienen activo el músculo durante el día.

El cuerpo necesita **frecuencia**, no solo intensidad aislada.

## Movimiento y longevidad: el dato que cambia la perspectiva

Existe una frase clínica que resume todo:

Una persona de 70 años entrenada puede tener la misma capacidad funcional que una de 45 sedentaria.

El sedentarismo no se nota hoy.

Se nota en 20 años.

Entrenar fuerza construye estructura.

El cardio construye reserva.

Pero la actividad diaria mantiene el sistema encendido.

El cuerpo no se deteriora solo por falta de intensidad.

Se deteriora por exceso de quietud.

Y en esta etapa, donde el margen biológico empieza a reducirse, cada hora inmóvil pesa más de lo que parece.

# Clave 16 - Salud mitocondrial: el "carburador" de tu energía

Hay una pregunta que casi nunca nos hacemos cuando hablamos de salud:

"¿Cuánta energía real tiene mi cuerpo para sostener la vida que llevo?"

No me refiero a motivación.

Ni a ganas.

Ni a fuerza de voluntad.

Me refiero a **energía biológica** disponible.

Esa que determina si te recuperas rápido o te arrastras.

Si toleras el estrés o te desbordas.

Si el ejercicio te construye o te agota.

Si el paso del tiempo te desgasta o te adapta.

La mayoría de las mujeres no piensan en esto hasta que algo cambia.

Cuando llegamos a los 37 años, sentimos que nuestro "carburador" ya no responde igual.

Y la explicación no siempre está en las hormonas.

Muchas veces está en algo más pequeño.

Mucho más pequeño.

En nuestras mitocondrias.

## La salud mitocondrial: el verdadero motor de tu longevidad

Las mitocondrias son las centrales energéticas de tus células. Son las encargadas de producir casi todo el **ATP**, la moneda energética que permite que cada órgano funcione: el corazón lata, el cerebro piense, el músculo se contraiga, el hígado desintoxique.

Pero no solo producen energía.

También regulan:

- el **estrés oxidativo**
- la señalización inflamatoria
- la adaptación al ejercicio
- la apoptosis (muerte celular programada)
- el metabolismo hormonal

Una función mitocondrial robusta significa energía eficiente, bajo daño oxidativo y alta resiliencia celular.

Su deterioro, en cambio, es uno de los ejes centrales del envejecimiento biológico.

En términos sencillos: puedes tener órganos estructuralmente sanos... pero si tus mitocondrias funcionan mal, tu energía será insuficiente.

## El declive invisible a partir de los 35

Al cruzar el umbral de los 35 años comienza un proceso progresivo llamado **disfunción mitocondrial.**

Este proceso implica tres fenómenos clave:

- Disminuye la **biogénesis mitocondrial** (la creación de nuevas mitocondrias).

- Aumenta el **daño oxidativo** dentro de la célula.

- Se acumulan mitocondrias defectuosas que el organismo no elimina con la misma eficacia.

Es como si las "baterías" celulares se fueran volviendo menos eficientes y más contaminantes al mismo tiempo.

El resultado no suele ser una enfermedad visible.

Es algo más sutil:

- fatiga persistente
- peor recuperación tras el esfuerzo
- neblina mental
- menor tolerancia al estrés
- tendencia a la inflamación

Y aquí aparece algo muy importante para entender la transición hormonal: El estrógeno tiene un efecto protector directo sobre la función mitocondrial. Favorece la biogénesis, mejora la eficiencia energética y reduce el daño oxidativo. Cuando esa influencia empieza a fluctuar, las mitocondrias se vuelven más vulnerables. Por eso muchas mujeres no están "cansadas porque sí". Están viviendo un cambio en su eficiencia energética celular.

## El combustible mitocondrial: precisión, no exceso

Aunque el **ejercicio es el estímulo principal**, la mitocondria necesita un entorno bioquímico adecuado para funcionar sin generar "humo tóxico" (radicales libres).

Aquí algunos elementos relevantes, siempre dentro de un contexto ordenado (no como solución aislada):

- **Coenzima Q10** (ubiquinona): esencial en la cadena de transporte de electrones para fabricar ATP de forma eficiente.

- **Creatina:** facilita el reciclaje rápido de ADP a ATP, optimizando la bioenergética celular y protegiendo tejido muscular y neuronal.

- **Magnesio:** cofactor indispensable en múltiples reacciones mitocondriales.

- **Melatonina:** más allá del sueño, actúa como potente antioxidante mitocondrial, protegiendo el ADN de estas organelas durante la noche.

Pero conviene recordarlo con claridad: estos nutrientes optimizan. No sustituyen el estímulo fisiológico del ejercicio.

## Mantenimiento celular: cómo se limpian y renuevan tus mitocondrias

Como ya hemos dicho a lo largo de esta sección, **el ejercicio es el estímulo más potente para crear mitocondrias nuevas**. Pero crear no es suficiente.

También hay que limpiar. Aquí entran en juego las estrategias de mantenimiento celular.

Una de las más estudiadas es el **ayuno intermitente controlado**. No como moda, sino como herramienta fisiológica. Cuando el cuerpo pasa varias horas sin ingerir alimentos, activa un proceso llamado **mitofagia**, un mecanismo de reciclaje celular mediante el cual se eliminan mitocondrias dañadas para dejar espacio a nuevas, más eficientes. Es limpieza metabólica selectiva.

También los llamados **estresores térmicos**, la exposición controlada al frío o al calor (como la sauna), generan una respuesta adaptativa. El frío estimula la biogénesis mitocondrial, obligando a las células a fabricar más mitocondrias para producir calor. El calor, por su parte, activa proteínas de choque térmico que aumentan la resiliencia celular frente al estrés. No es confort, es adaptación inteligente.

Otro elemento interesante es la **urolitina A**, un metabolito derivado de la microbiota intestinal a partir de ciertos compuestos vegetales. La investigación reciente la ha vinculado con la activación de la mitofagia y la mejora de la función mitocondrial en modelos humanos. No es un suplemento milagroso, pero sí un ejemplo de cómo intestino y energía celular están profundamente conectados.

Todo esto nos devuelve a una idea central:

Las mitocondrias no solo se estimulan.

Se entrenan, se nutren y se mantienen.

Y cuando su calidad mejora, la energía deja de ser una lucha constante y se convierte en una capacidad disponible.

En la transición hormonal temprana, cuidar tus mitocondrias no es un detalle bioquímico.

Es proteger el núcleo mismo de tu vitalidad.

# Navegación hacia salud hormonal

**Cambio de órbita: La constelación antes que la estrella**

Hasta ahora hemos hablado de historia biológica, nutrición y ejercicio. Resumiendo, hemos estado preparando el terreno. Porque las hormonas no actúan en el vacío. Actúan sobre tejidos. Y esos tejidos pueden estar frágiles o fuertes, inflamados o regulados, resistentes o adaptativos.

El ejercicio no solo ha construido estructura. Ha modificado señales moleculares. Cada contracción muscular ha liberado mioquinas, ha mejorado la sensibilidad a la insulina, ha protegido el hueso, ha reducido inflamación y ha enviado mensajes directos al cerebro y a las glándulas endocrinas. El músculo no es solo mecánica. Es órgano endocrino.

Por eso la transición hacia el dominio hormonal no es un cambio de tema. Es la consecuencia natural.

A partir de los 35 años, los niveles de estrógeno, progesterona, testosterona, DHEA y otras hormonas, comienzan a fluctuar. Esa fluctuación no solo afecta al ciclo menstrual. Afecta al metabolismo, al hueso, al músculo, al sistema nervioso y a la forma en que el cuerpo gestiona el estrés, en definitiva, a todas y cada una de las células, órganos y sistemas de nuestro cuerpo.

Pero aquí está la diferencia clave:

Dos mujeres pueden tener niveles hormonales similares y vivir transiciones completamente distintas. No por la hormona en sí. Sino por el sistema que la recibe.

Si el tejido muscular está preservado, si la capacidad cardiovascular es sólida, si la inflamación está controlada y la función mitocondrial es eficiente, la señal hormonal encuentra un entorno preparado.

Si no, el mismo descenso hormonal se vive como pérdida.

Las hormonas son mensajeras.

Pero el mensaje depende del receptor.

Por eso ahora entramos en la siguiente estrella de esta constelación: la **salud hormonal**.

No desde el miedo al declive.

Sino desde la comprensión de que lo que hemos construido condiciona cómo se expresará cada cambio bioquímico.

En esta constelación de siete estrellas, ninguna brilla sola.

Cada una potencia o debilita a las demás.

Ahora vamos a mirar la estrella que coordina el ritmo.

**La danza hormonal empieza a revelarse.**

# Clave 17 - El ciclo como signo vital: la orquesta hormonal que empieza a cambiar de ritmo

El ciclo menstrual no es solo un sangrado mensual.

Es la manifestación visible de una conversación bioquímica extraordinariamente compleja.

Lo que aparece en el calendario es solo el resultado final de una secuencia que empieza en el cerebro y que involucra al hipotálamo, la hipófisis, los ovarios, las suprarrenales y los tejidos periféricos.

Las hormonas son mensajeros químicos. Pequeñas "llaves" que viajan por la sangre buscando su "cerradura" específica en las células para dar instrucciones precisas.

Pero si queremos entenderlo de verdad, necesitamos otra imagen: el sistema hormonal femenino funciona como una **orquesta sinfónica.**

## La directora, el compás y los instrumentos

En esta sinfonía biológica, la **melatonina** actúa como la **directora de orquesta.** Es quien regula los ritmos circadianos y mantiene sincronizado el reloj biológico de cada célula. Cuando la directora pierde precisión, por falta de sueño, estrés o luz artificial constante, toda la orquesta empieza a descoordinarse.

El **folículo ovárico**, por su parte, es quien marca el compás. Cada mes dirige con precisión el ritmo de la maduración del óvulo y activa la secuencia hormonal que culminará, o no, en ovulación.

Para que la actuación sea armónica, los músicos principales deben entrar en el momento exacto:

- Los **estrógenos**, que estimulan, regeneran y protegen.

- La **progesterona**, que estabiliza, calma y equilibra.
- La **testosterona**, que aporta energía, impulso y tono vital.

Cuando cada uno entra en su tiempo correcto, el ciclo fluye.

Cuando uno se adelanta, se retrasa o desafina, aparecen los síntomas.

## La sección base: los precursores

Antes de que los instrumentos suenen, existe la base sobre la que todo se construye.

La **pregnenolona**, conocida como la "abuela de todas las hormonas esteroideas", es el origen de esta sinfonía. Desde ella se fabrican progesterona, estrógenos, testosterona, DHEA y cortisol.

La **DHEA**, producida principalmente en las glándulas suprarrenales, es como una gran reserva orquestal. Es la hormona esteroidea más abundante en el organismo femenino y actúa como moduladora del conjunto. Con los años desciende de forma progresiva (aproximadamente un 2–5 % anual), y ese descenso modifica la intensidad del sonido global.

## Progesterona: la argamasa que armoniza

Podríamos imaginar al grupo de los progestágenos como una pequeña banda que entra tras el clímax ovulatorio para estabilizar la melodía.

La **progesterona** no solo prepara el endometrio. En el sistema nervioso actúa como un bálsamo: facilita el sueño, modula la ansiedad y equilibra la respuesta al estrés.

En la transición hormonal temprana, lo primero que suele alterarse no es el estrógeno, sino la ovulación. Y si la ovulación falla, la progesterona se vuelve irregular.

Uno de los grandes malentendidos es pensar que la transición hormonal empieza cuando "bajan los estrógenos".

En realidad, lo primero que cambia es la sincronía.

Puede haber ciclos sin ovulación.

Puede haber fases lúteas más cortas.

Puede haber estrógenos altos un mes y bajos al siguiente.

La orquesta no se queda sin músicos.

Empieza a tocar con otro tempo.

Ahí comienza el descompás.

Reglas más abundantes, síndrome premenstrual más intenso, irritabilidad o insomnio no son un fallo aislado: son señales de que la armonía entre instrumentos empieza a cambiar.

## La sección metabólica: la sinfonía paralela

En paralelo a las hormonas sexuales, existe otra orquesta secundaria: la del metabolismo.

Insulina, leptina y grelina, hormonas del apetito y la regulación energética, deben estar en sincronía con las sexuales. Cuando no lo están, aparece almacenamiento de grasa abdominal, inflamación o resistencia a la insulina.

Y aquí entra otro elemento clave: el intestino.

Una microbiota alterada genera "ruido" en el sistema. Ese ruido interfiere en la comunicación intestino-cerebro, altera la señalización hormonal y puede traducirse en neblina mental, inflamación persistente o fatiga.

Como ya dijimos cuando hablamos de la microbiota en su clave correspondiente, no es solo digestión, se trata de afinación global.

## Puentes rítmicos y caja de resonancia

Si sientes que tu salud ha entrado en una melodía lineal de deterioro, como ocurre con la pérdida progresiva de masa ósea o energía, existen "puentes rítmicos" que permiten cambiar el estribillo.

La nutrición estratégica.

El entrenamiento de fuerza.

La mejora del descanso.

No sustituyen a las hormonas, pero ayudan a que el conjunto vuelva a sonar armónico.

Y hay algo más.

Tu cuerpo es una auténtica **caja de resonancia**, como un violonchelo. La risa, el canto, la respiración profunda generan vibración mecánica en las cuerdas vocales que estimula el nervio vago y favorece la liberación de **acetilcolina**, promoviendo un estado de calma fisiológica real.

No es poesía. Es neurofisiología.

El ciclo menstrual es el signo vital más sofisticado que tiene la mujer.

No solo refleja fertilidad. Refleja coordinación entre sistemas.

Cuando entiendes la orquesta, ya no interpretas los cambios como un fracaso.

Los interpretas como una nueva partitura.

Y en la siguiente clave de esta estrella aprenderemos cómo modular esa partitura con precisión, para que la transición no sea un declive… sino una evolución dirigida.

# Clave 18 - Cuando la partitura empieza a cambiar

La transición hormonal no comienza cuando desaparece la regla.

Comienza cuando el eje que la regula, hipotálamo, hipófisis y ovario, pierde precisión.

No es un apagón. Es un cambio en el ritmo.

Muchas mujeres llegan a consulta diciendo: "No sé qué me pasa, pero no soy la misma."

Siguen menstruando. Siguen funcionando. Pero algo se ha movido por dentro.

Desde el punto de vista clínico, lo primero que cambia no suele ser el estrógeno.

**Lo primero que empieza a fallar es la ovulación.**

Y cuando la ovulación pierde calidad, la primera hormona que se resiente es la progesterona.

## Progesterona: la armonía que se retira primero

He escuchado muchas veces la frase:

"la progesterona es la primera que se va de la fiesta".

No es mía, y no pretendo apropiarme de ella.

Pero pocas frases describen mejor lo que ocurre en esta etapa.

La progesterona solo aparece si hay ovulación. Es una hormona "de segunda fase". Cuando el folículo ya no ovula con la misma precisión, algo natural a partir de los 35-40 años, su producción empieza a ser más irregular.

Aquí ocurre algo muy importante a nivel clínico: no es que haya demasiado estrógeno, es que hay **poca progesterona para equilibrarlo.** A esto lo llamamos hiperestronismo relativo.

Traducido a tierra:

El estrógeno sigue estimulando.

Pero falta la hormona que calma y estabiliza (la progesterona)

¿Y cómo se siente eso en el cuerpo?

El sueño empieza a fragmentarse. No cuesta tanto dormirse como mantenerse dormida. Muchas mujeres se despiertan entre las 3 y las 4 de la madrugada. La progesterona actúa en el cerebro a través de los receptores GABA, como un **sedante natural.** Cuando baja, el sistema nervioso pierde parte de su freno biológico.

Aparece más irritabilidad premenstrual, más ansiedad, menos tolerancia al estrés. No es fragilidad emocional. Es menor modulación neuroquímica.

Las reglas se vuelven más abundantes o más dolorosas. El estrógeno construye el endometrio; la progesterona lo organiza y lo estabiliza. Cuando falta esa "argamasa", el tejido crece más y se desprende con más intensidad.

También es frecuente la tensión mamaria y esa sensación de que "este ciclo no lo estoy viviendo igual", aunque el calendario aún sea regular.

La progesterona no desaparece de golpe. Pero deja de ser fiable.

## Estrógenos: potencia sin estabilidad

Uno de los grandes mitos es pensar que en perimenopausia el estrógeno simplemente baja.

En realidad, al principio puede hacer justo lo contrario: fluctuar más. El estradiol puede tener picos altos un mes y descender bruscamente al siguiente.

El cerebro (hipófisis) "aprieta" más a los ovarios (suben la FSH y LH, hormonas hipofisarias), pero los ovarios ya no responden igual.

El estrógeno no solo regula el ciclo. Es protector vascular, modulador óseo, regulador metabólico y facilitador cognitivo. Cuando su señal se vuelve errática, el impacto se siente en sistemas que aparentemente no tienen que ver con la menstruación.

Pueden aparecer migrañas asociadas al ciclo, sofocos tempranos (muchas veces por caídas bruscas más que por déficit absoluto), niebla mental fluctuante o sequedad progresiva en piel y mucosas.

No es una desaparición. Es una inestabilidad. Y el cuerpo nota la inestabilidad más que la ausencia.

## Testosterona y DHEA: el ritmo de fondo que sostiene la energía

Mientras el estrógeno y la progesterona hacen ruido, la testosterona y la DHEA bajan en silencio.

Lo hacen de forma lenta, progresiva, casi imperceptible. Pero continua y mantenida.

La testosterona es fundamental para la masa muscular, la fuerza, la densidad ósea, la libido y la claridad mental. De hecho, si la midiéramos en las mismas unidades, su concentración en sangre es mayor que la del estradiol.

Cuando empieza a disminuir, no aparece un síntoma dramático. Aparece una sensación: menos impulso, más dificultad para recuperar tras el ejercicio, menor deseo sexual espontáneo, en definitiva, menos "chispa".

La DHEA, producida en las glándulas suprarrenales, actúa como reserva adaptativa frente al estrés. Si el cortisol está crónicamente elevado, esta reserva se agota antes.

No es un colapso. Es una atenuación.

## Cuando todo el eje trata de reorganizarse

La perimenopausia no es el fallo de una hormona. Es un **reajuste del sistema neuroendocrino completo**: Hipotálamo-Hipófisis-Ovarios-Suprarrenales-Tejidos periféricos.

En ese reajuste pueden aparecer cambios metabólicos: más grasa abdominal sin haber cambiado la dieta, dolor articular persistente, mayor vulnerabilidad a infecciones urinarias, palpitaciones o vértigo que asustan pero no encuentran explicación cardiológica clara.

No es que el cuerpo esté fallando. Está intentando encontrar un nuevo equilibrio. Y cuando entendemos eso, cambia completamente la narrativa.

Porque comprender qué hormona está modificando su ritmo no elimina los síntomas, pero elimina la culpa.

En mi programa grupal **Pléyades**, esto es lo primero que trabajamos: información clínica traducida a comprensión real. Cuando una mujer entiende qué está ocurriendo en su eje hormonal, deja de buscar soluciones aisladas y empieza a tomar decisiones con criterio e integrales. Si quieres más información acerca del programa, escanea el siguiente QR:

La información no es solo conocimiento. Es poder de decisión.

Y en esta etapa, eso lo cambia todo.

# Clave 19 Terapia Hormonal en la transición: criterio, contexto y personalización

Pocas intervenciones médicas han generado tanta polarización como la terapia hormonal.

Para algunas mujeres es una liberación.

Para otras, un riesgo evitable.

Para muchos profesionales, un terreno que aún incomoda.

Y, sin embargo, cuando se analiza desde la fisiología y la evidencia actual, la conversación se vuelve mucho más serena.

La Terapia Hormonal no es una moda ni una rendición del estilo de vida. Tampoco es una obligación. Es una herramienta clínica que, bien indicada, puede mejorar síntomas y proteger órganos en un momento biológico muy concreto.

Como ya hemos repetido hasta la saciedad a lo largo de este libro, la perimenopausia no es una enfermedad, pero sí es una fase de inestabilidad endocrina real. Los ovarios ya no responden con precisión a las señales del cerebro. La ovulación puede volverse irregular, la progesterona cae antes que los estrógenos y el patrón hormonal deja de ser rítmico. El resultado no es ausencia hormonal, sino variabilidad.

Y aquí es donde conviene desmontar un mito importante: **la terapia hormonal puede iniciarse aunque sigas menstruando.**

No es necesario esperar a que la regla desaparezca. Si los síntomas son persistentes: insomnio relevante, sofocos que alteran la vida diaria, ansiedad marcada, deterioro cognitivo subjetivo, dolor articular asociado al déficit estrogénico o riesgo óseo elevado, puede plantearse tratamiento en plena perimenopausia. En muchos casos no se trata de "reemplazar" hormonas que ya no existen, sino de estabilizar un sistema errático.

## El momento biológico importa.

La llamada "ventana de oportunidad" ha cambiado la forma en que entendemos la terapia hormonal. Sabemos hoy que iniciar tratamiento en los primeros años tras el inicio de la transición menopáusica o antes de los 60 años se asocia a un perfil cardiovascular muy distinto que comenzarlo tardíamente. El estradiol actúa de forma protectora sobre el endotelio vascular, la densidad ósea y el metabolismo cuando el tejido aún está sano. No actúa igual sobre una arteria flexible que sobre una con aterosclerosis establecida.

No es solo qué hormona. Es cuándo.

**También es cómo.**

La medicina actual ya no funciona con esquemas rígidos iguales para todas. **La terapia hormonal es un auténtico traje a medida.** Se elige la molécula, la dosis y la vía de administración según el perfil clínico de cada mujer.

El estradiol transdérmico: en gel, parche o spray, se considera hoy el gold standard en seguridad cardiovascular, porque evita el primer paso hepático y no incrementa de forma significativa el riesgo trombótico. Si la mujer conserva el útero, es imprescindible añadir progesterona para proteger el endometrio.

La progesterona natural micronizada, además de cumplir esa función uterina, tiene un efecto favorable sobre el sueño y un perfil de seguridad mamaria más adecuado que otros progestágenos sintéticos, estamos ante hormonas bioidénticas.

En determinados casos puede valorarse la testosterona, especialmente cuando hay un claro déficit androgénico con afectación de libido, masa muscular o energía mental.

Y si el único problema es la sequedad vaginal o las infecciones urinarias recurrentes, los estrógenos locales actúan directamente en el tejido con impacto sistémico mínimo.

Nada de esto es genérico. Todo depende de antecedentes personales y familiares, perfil metabólico, riesgo trombótico, historia oncológica, salud hepática y situación cardiovascular.

Es importante decirlo con claridad: **la mayoría de mujeres sanas en transición pueden ser candidatas si los síntomas afectan calidad de vida.** Pero también existen contraindicaciones absolutas, como cáncer de mama activo, tumores hormonodependientes, trombosis, ictus o infarto recientes o enfermedad hepática grave. Y existen situaciones que requieren una valoración experta, no una exclusión automática.

La terapia hormonal no sustituye el entrenamiento de fuerza, no corrige el sedentarismo, no reemplaza la nutrición antiinflamatoria ni compensa un sistema nervioso permanentemente estresado. **No es una píldora mágica.**

Es una intervención endocrina que puede mejorar calidad de vida y ofrecer protección orgánica cuando está bien indicada y correctamente acompañada.

En consulta lo vemos con frecuencia: el verdadero problema no es la terapia hormonal, sino la falta de información rigurosa. Muchas mujeres siguen tomando decisiones desde el miedo heredado de estudios mal interpretados o generalizados sin matices de edad, momento y tipo de formulación.

## La conversación hoy es otra.

No se trata de estar "a favor" o "en contra".

Se trata de preguntarse:

"¿Es adecuada para mí, ahora, con mi historia clínica y mis prioridades de salud?"

Esa pregunta no se responde en redes sociales. Se responde en una consulta especializada, con evaluación completa, analítica adecuada y comprensión profunda del contexto de cada mujer.

La transición no es una prueba de resistencia. No es necesario sufrir para demostrar fortaleza. Tampoco es obligatorio medicarse para demostrar modernidad. **Es una etapa biológica que debe vivirse con estrategia.**

Y decidir con criterio, informada y acompañada por un especialista, no es dependencia. Es asumir el liderazgo de tu salud en una fase en la que tu biología está pidiendo una atención específica.

La terapia hormonal no es el principio del cuidado. Es un proceso dinámico que debe abordarse con criterio médico actualizado, visión preventiva y capacidad de integración entre estilo de vida y tratamiento farmacológico cuando este es necesario.

Como especialista dedicada a la salud hormonal femenina, trabajo desde este enfoque clínico: evaluación exhaustiva, indicación personalizada y seguimiento estrecho, priorizando siempre la seguridad, la evidencia científica y la calidad de vida de cada paciente.

Porque en medicina hormonal no se trata de prescribir por sistema, sino de decidir con precisión.

Y la precisión, en esta etapa, marca la diferencia entre simplemente transitar la perimenopausia o hacerlo con bienestar preservado a largo plazo.

Si sientes que estás en este momento de transición y necesitas una valoración médica completa y personalizada, puedes solicitar una consulta directamente conmigo.

Escanea el código QR que encontrarás a continuación y valoraré tu caso y diseñaremos la estrategia más adecuada para tu salud hormonal.

Porque entender tu biología es el primer paso.

Actuar con criterio es el siguiente.

## Clave 20 - Anticoncepción en la transición hormonal: fertilidad imprevisible, decisiones conscientes

Una de las frases más repetidas en consulta es esta:

"Con lo irregulares que son ya mis reglas... ¿todavía puedo quedarme embarazada?"

Mi respuesta es clara: sí.

La fertilidad disminuye de forma importante a partir de los 38–40 años, pero la perimenopausia no es sinónimo de infertilidad. Es, en realidad, una etapa de **imprevisibilidad ovulatoria.**

Aunque existan ciclos irregulares o incluso meses sin menstruación, pueden producirse ovulaciones espontáneas inesperadas.

Recuerdo el caso de Laura. Llegó a mi consulta con 42 años. Tenía un diagnóstico claro desde los 38: insuficiencia ovárica primaria. Le habían explicado que su reserva ovárica era muy baja, que su función estaba comprometida y que la probabilidad de embarazo espontáneo era mínima.

Cuando la conocí, tenía dos hijos: un niño de tres años y una niña lactante de trece meses. Ambos concebidos tras ovulaciones inesperadas, en un contexto de irregularidad menstrual y bajo el acompañamiento adecuado de su ginecóloga experta en reproducción.

Laura no fue irresponsable. No fue imprudente. Fue fisiología. Y además estaba profundamente feliz, porque ser madre era su deseo. Pero su caso es un ejemplo perfecto de lo que quiero explicarte en esta clave.

Incluso en situaciones de insuficiencia ovárica primaria pueden producirse ovulaciones intermitentes. Y en la perimenopausia ocurre algo parecido: la fertilidad no desaparece de forma lineal. Se vuelve errática.

Este es uno de los puntos más importantes, y menos explicados, de la transición hormonal: **La irregularidad no equivale a infertilidad.**

Muchas mujeres, al empezar a tener ciclos más largos, más cortos o meses sin regla, interpretan que su etapa fértil ha terminado. Sin embargo, el cerebro, en concreto la hipófisis, puede generar picos intensos de FSH que "fuerzan" al ovario a ovular de manera inesperada.

Se estima que durante los primeros años de transición pueden producirse ovulaciones espontáneas en un 5–10% de las mujeres, incluso tras periodos de amenorrea (sin regla) de más de tres meses consecutivos.

Y ahí es donde la anticoncepción deja de ser una rutina y se convierte en una decisión clínica. La irregularidad no es garantía de esterilidad. Y ese es el riesgo invisible.

## La anticoncepción no se abandona: se revisa

Muchas mujeres llegan a los 40 utilizando el mismo método anticonceptivo que iniciaron años atrás. Funciona, es cómodo, y nunca se volvió a cuestionar.

Pero el contexto fisiológico ya no es el mismo.

En esta etapa entran en juego variables que antes quizá no eran relevantes: perfil cardiovascular, tensión arterial, migraña, metabolismo, tabaquismo, antecedentes familiares, cambios en la libido o en el estado anímico.

La transición hormonal no obliga a dejar la anticoncepción. **Obliga a replantearla con criterio clínico.**

Porque ahora la anticoncepción no solo previene embarazo. También puede ayudar, o perjudicar, la gestión de los síntomas de esta etapa.

### Anticoncepción y terapia hormonal no son lo mismo

Es fundamental no confundir anticonceptivos hormonales con terapia hormonal para la menopausia.

Los anticonceptivos combinados utilizan **dosis más altas de hormonas** sintéticas con el objetivo principal de suprimir la ovulación. Generan un entorno hormonal farmacológico estable que no reproduce el patrón fisiológico natural. Es decir, la píldora no imita tu ciclo. Lo sustituye por uno artificial y controlado. Eso puede ser útil en muchos casos, pero conviene entender que no es lo mismo que tener un ciclo ovulatorio propio.

La terapia hormonal, en cambio, utiliza **dosis más bajas,** busca estabilizar síntomas y no tiene como objetivo suprimir el eje ovárico.

Una mujer puede estar tomando anticonceptivos y, aun así, estar ya en transición hormonal. Y también puede necesitar cambiar de estrategia aunque no desee embarazo.

**Métodos en esta etapa: más allá de evitar la gestación**

En perimenopausia, la elección del método debe considerar dos objetivos:

**prevenir embarazo y mejorar calidad de vida.**

El **DIU hormonal con levonorgestrel** es considerado por muchos expertos como el método más equilibrado en esta etapa. Reduce el sangrado menstrual en más del 75 %, disminuye el dolor y ofrece protección endometrial si posteriormente se decide añadir estrógenos como parte de una terapia hormonal. Insertado a los 45 años, puede mantenerse con seguridad hasta los 55.

Los **anticonceptivos hormonales** combinados pueden regularizar ciclos, reducir menorragia y mitigar sofocos al proporcionar niveles hormonales estables. Además, ofrecen cierta protección ósea. Sin embargo, deben evaluarse cuidadosamente en mujeres fumadoras o con factores de riesgo cardiovascular, ya que el estrógeno sintético aumenta ligeramente el riesgo trombótico. Hay algunos anticonceptivos hormonales combinados que contienen estrógeno bioidéntico que serían los más adecuados en esta etapa.

El **DIU de cobre** es una opción excelente para quienes no desean hormonas. Pero puede aumentar la cantidad de sangrado, lo que puede resultar contraproducente si ya existen reglas abundantes propias de esta etapa.

En resumen, la decisión no es estándar depende del contexto y preferencias de cada mujer.

### ¿Cuándo dejar la anticoncepción?

No existe una analítica completamente fiable que determine con precisión el momento exacto en que puede suspenderse la anticoncepción mientras se usan hormonas, ya que estas modifican los valores de FSH y otros marcadores.

Por eso, las recomendaciones se basan en edad y tiempo sin menstruación:

- Si eres menor de 50 años, se recomienda mantener anticoncepción hasta que hayan pasado **dos años completos** desde la última regla espontánea.
- Si tienes 50 años o más, basta con **un año completo** de amenorrea.
- A los 55 años, se considera que la fertilidad natural ha desaparecido y puede suspenderse cualquier método anticonceptivo de forma segura.

Este marco evita decisiones precipitadas basadas en ciclos aislados.

### El puente hacia la terapia hormonal

En muchas mujeres, el DIU hormonal funciona como un "puente inteligente": mantiene anticoncepción, controla el sangrado y permite añadir estradiol y otras hormonas si los síntomas lo requieren.

Aquí es donde la planificación estratégica marca la diferencia. No se trata solo de evitar embarazo. Se trata de acompañar la transición con coherencia clínica.

## Anticoncepción en transición: decidir desde la conciencia, no desde la costumbre

La perimenopausia no significa que la fertilidad haya desaparecido. Significa que se ha vuelto impredecible.

Puedes pasar meses sin regla… y ovular de repente.

Puedes sentir que "eso ya no va contigo" y seguir siendo fértil.

No se trata solo de evitar un embarazo.

Se trata de preguntarte:

¿Este método me está ayudando o simplemente lo sigo usando porque siempre fue así?

¿Está alineado con mi momento hormonal actual?

¿Me protege no solo de una gestación, sino también de anemia, de sangrados excesivos, de síntomas que están empezando a aparecer?

Revisar la anticoncepción a los 37 no es dramatizar. Es madurar la decisión. Es entender que tu cuerpo ha cambiado y que lo responsable no es seguir igual, sino elegir mejor. Y elegir mejor no siempre se hace sola.

Se hace acompañada de una mirada clínica que entienda la transición hormonal, el riesgo cardiovascular, el contexto metabólico y la salud futura de tus huesos y tu sistema nervioso.

Esa es precisamente la conversación que mantengo en consulta: no decidir por inercia, sino desde la información y la individualización.

Porque en esta etapa la inercia no es neutral. Y cuidar tu salud también implica sentarte frente a una profesional que sepa leer tu momento biológico con precisión. Eso no es duda.

Es liderazgo sobre tu propia salud.

# Clave 21 - Vitamina D y Omega-3: Antes de subir hormonas, baja inflamación

Cuando hablamos de hormonas solemos centrarnos en estrógenos, progesterona o testosterona. Pero ninguna hormona actúa en el vacío. Todas necesitan un terreno biológico adecuado para que su señal sea comprendida por las células.

En la transición hormonal temprana no solo cambia la cantidad de hormonas. Cambia el entorno donde esas hormonas actúan: el hueso, el músculo, el cerebro, el sistema inmune, el tejido vascular.

Y en ese terreno hay dos moduladores silenciosos que condicionan profundamente el resultado clínico: la **vitamina D y los ácidos grasos omega-3.**

No sustituyen a las hormonas.

Pero determinan cómo se interpretan.

## Vitamina D: la hormona sistémica que casi siempre está baja

Durante años la llamamos vitamina, pero hoy sabemos que la vitamina D es en realidad una **hormona esteroidea.** Se sintetiza a partir del colesterol y actúa a través de receptores distribuidos por casi todos los órganos del cuerpo: hueso, músculo, cerebro, ovario, sistema inmune, endotelio vascular y tejido adiposo.

En esta etapa su relevancia aumenta por tres motivos fundamentales.

Primero, por su papel en la **salud ovárica y metabólica**. La vitamina D participa en la regulación del tejido reproductor y se ha observado relación entre niveles adecuados y mejores marcadores de reserva ovárica. Su déficit se asocia con mayor resistencia a la insulina, peor evolución del síndrome de ovario poliquístico, mayor riesgo de endometriosis y posible relación con menopausia más temprana.

Segundo, por su papel en la **arquitectura ósea.** Si los estrógenos estimulan la formación de hueso, la vitamina D permite que el calcio se absorba y se incorpore correctamente. Cuando está baja, el intestino no absorbe suficiente calcio y el organismo lo moviliza desde el hueso para mantener funciones vitales. Es un proceso silencioso, pero acumulativo.

Tercero, por su función **inmunomoduladora y antiinflamatoria.** Regula la producción de citoquinas y modula la inflamación de bajo grado, que tiende a aumentar cuando el entorno hormonal empieza a cambiar.

Aquí hay un punto clínico importante: lo que el laboratorio considera "normal" no siempre es óptimo. Aunque muchos informes marquen suficiente a partir de 20–30 ng/mL, en medicina integrativa los rangos funcionales suelen situarse entre **40 y 60 ng/mL.**

La vitamina D no se toma por intuición. Se mide, se interpreta y se ajusta. Y cuando se suplementa, lo ideal es hacerlo en dosis diarias estables, acompañada de vitamina K2 y magnesio para asegurar correcta activación y destino del calcio.

No es una moda. Es fisiología básica.

## Omega-3: el modulador del ruido inflamatorio

Si la vitamina D regula el sistema, el omega-3 mejora la calidad del terreno donde ese sistema actúa.

Los ácidos grasos EPA y DHA son componentes estructurales de las membranas celulares. Y es en la membrana donde se ubican los receptores hormonales. Si esa membrana está rígida o inflamada, la señal hormonal se interpreta peor.

Además, el omega-3 es precursor de moléculas llamadas **resolvinas y protectinas**, cuya función es apagar la inflamación cuando ya no es necesaria. En la transición hormonal, donde la caída estrogénica favorece un entorno más proinflamatorio, esta capacidad resulta especialmente valiosa.

Clínicamente, niveles adecuados de omega-3 se asocian con:

- reducción de triglicéridos
- mejor función endotelial

- mayor elasticidad vascular
- mejor estabilidad del estado de ánimo
- menor dolor articular
- mejor recuperación tras el ejercicio

El cerebro, además, depende estructuralmente del DHA. En una etapa donde muchas mujeres describen neblina mental o mayor vulnerabilidad emocional, no es un detalle menor.

Para obtener beneficios reales, la dosis clínica suele situarse en torno a **1 gramo diario combinado de EPA+DHA**, priorizando formas de buena biodisponibilidad y pureza certificada. En contextos preventivos avanzados puede valorarse el índice de omega-3 en sangre, buscando valores superiores al 8 %.

## Hormonas, señal y entorno

Podemos simplificarlo así:

Las hormonas son la señal.

La vitamina D regula el sistema.

El omega-3 reduce el ruido inflamatorio y mejora la sensibilidad celular.

En la transición hormonal temprana no basta con preguntarse cuánto estrógeno tienes. Hay que preguntarse en qué estado está el tejido que lo recibe.

Porque dos mujeres con niveles hormonales similares pueden vivir experiencias completamente distintas si su terreno metabólico e inflamatorio es diferente.

Vitamina D y omega-3 no son protagonistas visibles.

Pero son parte de la arquitectura invisible que permite que la transición no se convierta en fricción constante.

Y en esta etapa, reducir fricción es ganar margen.

# Clave 22 - Disruptores endocrinos: los «impostores» químicos que confunden a tus hormonas

Hasta ahora hemos hablado de cómo optimizar tu propia orquesta hormonal, pero existe un factor externo, silencioso y muchas veces ignorado, que puede sabotear toda la función: los **disruptores endocrinos.**

Son sustancias químicas presentes en nuestro entorno cotidiano con una capacidad inquietante: **entrar en tu organismo y comportarse como hormonas.** Ocupan el lugar de tus mensajeros naturales, se unen a sus receptores y envían señales confusas, incompletas o directamente erróneas a tus células.

El sistema endocrino funciona por precisión milimétrica. Pequeñas cantidades generan grandes efectos. Por eso, cuando una molécula externa imita un estrógeno o bloquea una señal de progesterona, no hablamos de algo anecdótico. Hablamos de interferencia biológica real.

Y lo más preocupante: su impacto no siempre es inmediato ni reversible. Algunos disruptores pueden modificar la expresión genética a través de **mecanismos epigenéticos**, lo que significa que sus efectos pueden persistir en el tiempo e incluso transmitirse a la siguiente generación.

No es alarmismo. Es biología. Y es que vivimos en una auténtica "orgía de plástico" y química sintética donde estos compuestos son ubicuos.

Los más estudiados incluyen:

- **Bisfenol A (BPA) y ftalatos,** presentes en plásticos, recubrimientos de latas, botellas y fragancias. Cuando calentamos comida en recipientes plásticos, estas moléculas migran directamente al alimento.

- **Dioxinas**, altamente tóxicas, que se acumulan en la grasa animal y pueden encontrarse incluso en el blanqueamiento de productos de higiene femenina convencionales.
- **PFAS**, conocidas como "sustancias eternas", presentes en sartenes antiadherentes, textiles impermeables y envases de comida rápida. Se han vinculado con un adelanto de la menopausia de hasta dos años.
- **Pesticidas** como el clorpirifos, utilizados ampliamente, con efectos documentados sobre metabolismo y desarrollo neurológico.
- **Parabenos y benzofenonas**, habituales en cosmética y filtros solares químicos.

Desde el punto de vista clínico, la mujer presenta una vulnerabilidad especial. El tejido vulvar y vaginal es una mucosa altamente vascularizada y permeable. Las sustancias aplicadas en esa zona pueden pasar directamente al torrente sanguíneo sin el filtro metabólico inicial del hígado.

La exposición crónica a estos compuestos se ha asociado con:

- pubertad precoz
- endometriosis
- síndrome de ovario poliquístico
- infertilidad
- reglas muy abundantes
- mayor riesgo de cáncer de mama

Además, existe un fenómeno clave que rara vez se explica: el **efecto cóctel.** La toxicología clásica evalúa cada sustancia por separado y declara seguras ciertas dosis bajas. Pero en la vida real no estamos expuestas a un solo químico. Estamos expuestas a muchos, al mismo tiempo. Y la suma de pequeñas interferencias puede potenciar su toxicidad aunque individualmente estén dentro de rangos "permitidos".

Es la acumulación de pequeños ruidos lo que acaba desafinando la orquesta. No se trata de vivir con miedo ni de obsesionarse. Se trata de aplicar el **principio de precaución** de forma inteligente. Pequeños gestos diarios reducen carga: priorizar cristal frente a plástico para alimentos calientes, evitar almacenar comida en envases plásticos, elegir productos de higiene menstrual más seguros, minimizar cosmética innecesaria, revisar utensilios de cocina y envases en contacto con calor.

Tu cuerpo tiene mecanismos de depuración, hígado, riñón, microbiota, e incluso la sangre menstrual actúa como vía de eliminación. Pero el estilo de vida moderno sobrecarga el sistema. Reducir la carga química no es radicalismo. Es darle un respiro a tu cuerpo. Es permitir que el mensaje hormonal llegue limpio y claro a tus células.

La buena noticia es que la **exposición es modulable.** No podemos eliminarla al 100%, pero sí podemos reducirla de forma estratégica y basada en evidencia. Y aquí es donde la información correcta marca la diferencia.

En consulta, cuando abordamos este tema de forma personalizada, analizamos entorno, hábitos, productos cotidianos y exposición acumulativa. Y en mi programa Pléyades, dedicamos un capítulo específico a identificar los principales disruptores, entender su impacto clínico real y sustituirlos por alternativas seguras sin caer en extremos ni obsesiones.

Porque el poder no está en asustarse. Está en saber qué cambiar y por qué. Tus hormonas no actúan en el vacío. Actúan en un entorno. Y aprender a proteger ese entorno es parte de ensanchar tu vida.

# Navegación hacia Sexualidad

## Cambio de órbita: Cuando la biología se convierte en vivencia

Hasta ahora hemos hablado de hormonas como señales.

De equilibrio, de sincronía, de regulación.

Pero las hormonas no existen para producir números en una analítica.

Existen para generar experiencia.

Cuando cambia la química interna, cambia la percepción del propio cuerpo.

Cambia la energía.

Cambia la sensibilidad.

Cambia el deseo.

La sexualidad no es un añadido romántico al sistema endocrino. Es su expresión más íntima. Integra cerebro, vasos sanguíneos, sistema nervioso y mensajeros hormonales en una respuesta coordinada que depende del equilibrio del conjunto.

Por eso la transición hormonal no solo modifica niveles. Modifica vivencia.

Lo que antes era automático puede volverse más consciente.

Lo que antes respondía por impulso puede necesitar contexto.

Lo que antes parecía estable puede transformarse.

No estamos ante una pérdida.

Estamos ante una reconfiguración.

Y comprenderla con la misma claridad científica con la que hemos entendido el eje hormonal es parte del proceso de madurez.

La siguiente estrella no habla de cifras.

Habla de vivencia, **habla de sexualidad.**

## Clave 23 - Deseo y libido en transición hormonal: la fuerza vital que se transforma

La libido no es simplemente un impulso reproductivo. Es una fuerza vital neuroendocrina que influye en la motivación, el placer, la creatividad y el deseo de estar viva.

En la orquesta de tu salud, si los estrógenos son la melodía, el deseo es el ritmo que mantiene la música en movimiento. Cuando ese ritmo cambia, no significa que la música termine. Significa que la partitura se está transformando.

Clínicamente, el deseo es el resultado de una interacción compleja entre andrógenos, estrógenos, dopamina, estado vascular y equilibrio del sistema nervioso autónomo. No depende de una sola hormona ni de una sola variable emocional. Es la expresión final de cómo está tu sistema en conjunto.

Durante años se ha asociado la feminidad casi exclusivamente al estradiol. Sin embargo, cuando hablamos de libido, las protagonistas son las hormonas androgénicas: testosterona y DHEA.

A diferencia del descenso más evidente de los estrógenos alrededor de la menopausia, la testosterona disminuye de forma lenta y progresiva desde los 30–40 años, aproximadamente un 1–2% anual. Esa caída no elimina el deseo, pero sí puede reducir su intensidad espontánea. Es como bajar ligeramente el volumen del bajo continuo en una orquesta: la melodía sigue existiendo, pero pierde impulso si el resto del sistema no se ajusta.

Por eso muchas mujeres no dicen "no tengo deseo", sino "ya no me nace solo". Y eso no es un fallo personal. Es fisiología.

### El deseo espontáneo frente al deseo reactivo.

Aquí aparece una distinción clave que transforma la experiencia: el deseo espontáneo frente al deseo reactivo.

El deseo espontáneo es ese "hambre" que surge sin estímulo previo. Más impulsivo, más biológico.

El deseo reactivo o responsivo aparece cuando el contexto es adecuado: conexión, caricias, intimidad. Es como no tener hambre, pero disfrutar profundamente cuando el entorno invita.

En la transición hormonal, muchas mujeres pasan del hambre al postre. El problema no es que cambie el patrón. El problema es seguir esperando que funcione igual que a los 25.

Además, el deseo no puede activarse en modo supervivencia. El cortisol elevado, en situaciones de estrés crónico, sobrecarga mental, fatiga, inhibe la acción de la testosterona y reduce la señal dopaminérgica asociada al placer. Desde el punto de vista neurobiológico, la respuesta sexual necesita que el sistema nervioso abandone el modo de alerta constante y active el dominio parasimpático, el territorio donde ocurre la excitación.

Sin seguridad fisiológica no hay deseo sostenido.

Cuando existe un déficit androgénico clínicamente documentado, la terapia con testosterona en dosis fisiológicas femeninas puede ser una herramienta terapéutica eficaz. Pero no es la primera ni la única respuesta. El deseo no vive en una glándula. Vive en un sistema.

La transición hormonal no marca el final de la sexualidad. Marca un cambio en su expresión. Pasamos de una sexualidad más impulsada por la biología ovulatoria a una sexualidad más contextual, más consciente y más elegida.

En mi programa **Pléyades**, el deseo no se aborda como un síntoma aislado, sino como el reflejo de cómo están alineadas las siete estrellas: energía, hormonas, estructura, estrés, metabolismo y mentalidad. Porque cuando una de ellas se apaga, la música pierde armonía. Y cuando vuelven a alinearse, la fuerza vital no solo regresa: se transforma.

Si quieres más información, escanea el siguiente QR:

Tu libido no es un interruptor roto.

Es una melodía que necesita nueva afinación.

## Clave 24 - El orgasmo terapéutico: el ejercicio invisible de tu salud íntima

Durante décadas, el orgasmo se nos ha presentado como un lujo, una recompensa o un complemento relacional.

Clínicamente, es mucho más que eso.

Es un fenómeno **neurovascular, endocrino y muscular** con efectos fisiológicos medibles. Y en la transición hormonal, donde el entorno tisular y neurológico comienza a cambiar, adquiere un papel sorprendentemente protector.

Cuando ocurre un orgasmo, se activa una cascada perfectamente coordinada:

- liberación de oxitocina y endorfinas
- aumento transitorio de dopamina
- descenso de cortisol
- activación rítmica del suelo pélvico
- incremento masivo del flujo sanguíneo genital

Desde el punto de vista vascular, esto equivale a un **entrenamiento localizado.**

Así como el músculo responde al estímulo mecánico y el hueso responde a la carga, el tejido vaginal responde al flujo y a la contracción. Durante la excitación y el clímax se produce un auténtico "bombeo" sanguíneo pélvico que aporta oxígeno y nutrientes al epitelio vaginal, favoreciendo:

- mantenimiento del grosor tisular
- mejor elasticidad
- mayor hidratación funcional
- conservación de la sensibilidad nerviosa

En una etapa donde la fluctuación estrogénica puede alterar la calidad del tejido, este estímulo vascular regular funciona como un mecanismo de preservación.

El principio fisiológico es simple: **el tejido que se estimula, se mantiene.**

No hablamos de obligación ni de rendimiento. Hablamos de estímulo biológico.

Además, el orgasmo no actúa solo a nivel local. **Su impacto sobre el sistema nervioso** es profundo. La activación parasimpática posterior reduce la hiperactividad simpática asociada al estrés crónico. Esto significa mejor regulación emocional, mayor sensación de bienestar y, en muchas mujeres, mejor conciliación del sueño. En una etapa vital donde el cortisol suele estar elevado y el descanso fragmentado, esta regulación no es trivial. Es moduladora.

Desde el punto de vista **endocrino**, el orgasmo también interactúa con el eje androgénico. La testosterona influye en la intensidad del deseo y la respuesta sexual; cuando esta disminuye progresivamente, la latencia puede cambiar, la intensidad puede variar, pero la capacidad no desaparece. La sexualidad en esta etapa no se pierde. Se transforma. Y esa transformación exige adaptación, no resignación.

Es importante subrayar algo esencial: la presencia de pareja no es requisito indispensable. La estimulación en solitario (automasturbación) genera los mismos beneficios vasculares y neuromoduladores. La biología no distingue contexto relacional; responde al estímulo.

Hablar de orgasmo terapéutico no es banalizar el placer. Es integrarlo dentro de la salud global femenina.

En mi consulta este tema se aborda desde la fisiología, no desde el tabú. Porque cuando una mujer entiende que su respuesta sexual forma parte de su arquitectura vascular, hormonal y nerviosa, cambia su visión. Deja de verlo como algo opcional y empieza a entenderlo como parte de su **autocuidado estructural.**

Tu cuerpo no está diseñado para apagarse. Está diseñado para adaptarse.

Y el orgasmo, lejos de ser un lujo, es uno de los mecanismos más elegantes que tiene el cuerpo femenino para mantenerse vivo, irrigado y regulado durante la madurez.

La pregunta no es si "deberías" tenerlos.

La pregunta es si sabías que eran una herramienta fisiológica.

## Clave 25 Suelo pélvico: la arquitectura que sostiene tu autonomía

El orgasmo no ocurre en el vacío. Ocurre en una estructura anatómica concreta: el suelo pélvico.

La transición hormonal no solo modifica el ciclo o el deseo. También impacta en la arquitectura profunda que sostiene vejiga, útero y recto. Y aquí entramos en terreno clínico real.

El suelo pélvico no es "un músculo". Es un complejo entramado de músculos, fascias, nervios y tejido conectivo que actúa como una hamaca dinámica. Sostiene órganos, regula la continencia urinaria y fecal, participa en la respuesta sexual y forma parte del sistema estabilizador profundo del core (musculatura del abdomen y pelvis).

Y, algo fundamental: es un tejido altamente dependiente de los estrógenos. Todas sus capas, músculo, fascia y mucosa, contienen receptores estrogénicos. Cuando los niveles hormonales empiezan a fluctuar, disminuye la síntesis de colágeno y elastina, se altera la calidad del tejido conectivo y puede iniciarse una pérdida progresiva de tono y capacidad de sostén. No es un cambio brusco. Es una erosión lenta.

Además, igual que el bíceps o el glúteo, el suelo pélvico también sufre sarcopenia. La pérdida de masa y velocidad de contracción muscular asociada a la edad afecta también a esta musculatura profunda.

Por eso muchas mujeres empiezan a notar pequeñas señales: una gota al reír o estornudar, tener que ir al baño de forma urgente, sensación de peso pélvico al final del día, menor intensidad del orgasmo... Y aquí es importante decir algo con claridad: **que sea frecuente no significa que sea normal.**

La incontinencia no es un peaje inevitable de la edad ni de la maternidad. El prolapso no es una condena biológica. Son consecuencias de una arquitectura que ha dejado de recibir estímulo adecuado o soporte hormonal suficiente.

Pero el error más común es simplificar el abordaje. No todo se resuelve con "hacer Kegels".

Y no todo suelo pélvico necesita más fuerza. Existe también el suelo pélvico hipertónico, excesivamente contraído, que puede generar dolor, dificultad en las relaciones o molestias crónicas. Por eso la evaluación individualizada es esencial.

Entrenamiento sí. Pero entrenamiento consciente.

En consulta, el abordaje del suelo pélvico no se limita a ejercicios. Implica analizar: estado hormonal, calidad del tejido, fuerza global, presión intraabdominal, hábitos (estreñimiento, impacto mal gestionado, tabaquismo), composición corporal, entre otros factores.

Porque la "hamaca" pélvica no trabaja aislada. Está sometida a la presión del abdomen, a la calidad del colágeno, al estado inflamatorio y al equilibrio hormonal.

El suelo pélvico es el punto donde estructura, hormonas y sexualidad convergen.

La transición hormonal puede ser el inicio de la fragilidad... o el momento perfecto para empezar a entrenar la base que sostendrá tu autonomía durante las próximas décadas.

Por tanto, es esencial trabajarlo y valorar en consulta desde la integración: no solo ejercicios, sino comprensión anatómica, hormonal y funcional. Porque cuando una mujer entiende cómo funciona su arquitectura interna, deja de reaccionar ante síntomas y empieza a prevenirlos.

La base invisible sostiene mucho más que la continencia.

Sostiene tu libertad para reír sin miedo.

Tu capacidad de moverte sin limitaciones.

Tu placer sin inseguridad.

Tu autonomía futura.

Y eso merece atención antes de que aparezca el problema.

# Clave 26 - Síndrome Genitourinario (de la Menopausia): empieza antes de lo que crees

El Síndrome Genitourinario de la Menopausia (SGM) puede comenzar en plena transición hormonal. Aunque su nombre incluya la palabra "menopausia", no aparece el día que cumples doce meses sin regla. Es un proceso **degenerativo, progresivo y dependiente del estrógeno** que empieza a manifestarse cuando los niveles hormonales comienzan a fluctuar y descender de forma errática.

Y eso ocurre en la perimenopausia.

## El "hambre de estrógenos" empieza en el regateo

Durante los años en los que el ciclo va y viene, lo que muchas mujeres describen como "el regateo", el estradiol ya no es estable. Sube, baja, oscila. Y esa inestabilidad impacta directamente en los tejidos que más dependen de él: vulva, vagina, uretra y vejiga.

Estos tejidos tienen una altísima densidad de receptores estrogénicos. Cuando el estímulo disminuye:

se pierde colágeno y elastina

el epitelio se vuelve más fino y frágil

disminuye la lubricación

el pH vaginal se eleva

la microbiota protectora se altera

Lo primero que muchas mujeres notan, incluso antes del cese definitivo de la regla, es **menor lubricación durante las relaciones.** No es psicológico. Es biología.

Se estima que hasta un **15% de mujeres en transición** ya presentan síntomas compatibles con SGM.

**No es un síntoma pasajero**

Aquí hay una diferencia fundamental respecto a otros síntomas de la transición. Los sofocos pueden mejorar con el tiempo porque el cerebro se adapta. El SGM, en cambio, **tiende a progresar si no se trata.**

La sequedad persistente, el ardor, la irritación o las infecciones urinarias recurrentes no suelen revertir espontáneamente. Esperar a estar "oficialmente menopáusica" para intervenir significa perder una ventana preventiva clave.

Y mientras tanto, la calidad de vida se deteriora: molestias en las relaciones, anticipación negativa, cistitis repetidas, sensación de fragilidad.

Por tanto, si a partir de los 45 años aparecen sequedad, dolor en las relaciones, urgencia urinaria o infecciones recurrentes, estamos ante señales claras de privación estrogénica local.

La terapia estrogénica vaginal, con mínima absorción a nivel sistémico, es el tratamiento de elección y puede restaurar grosor, elasticidad y microbiota. Existen además otras alternativas individualizables según antecedentes y contexto clínico que podemos valorar en consulta.

La transición hormonal no es el momento de resignarse. Es el momento de intervenir con criterio.

Porque el SGM no empieza cuando termina la regla. Empieza cuando el tejido deja de recibir lo que necesita. Y reconocerlo a tiempo cambia el pronóstico.

## Cuidado íntimo en perimenopausia: el «mantenimiento» de tu templo

Cuidamos nuestro rostro con disciplina. Aplicamos sérums, protección solar y cremas antiedad mucho antes de que aparezcan las arrugas profundas. Sin embargo, rara vez alguien nos enseña que la mucosa vulvovaginal también cambia con el tiempo y que, en la transición hormonal, empieza a necesitar una atención más consciente.

No por estética.

Por función.

Existe una resignación cultural silenciosa que dice: "es normal que con la edad todo se seque". Pero que algo sea frecuente no significa que sea inevitable ni que debamos pasarlo por alto. El tejido vulvar y vaginal es una mucosa viva, altamente sensible al entorno hormonal. Cuando los estrógenos comienzan a fluctuar, pierde parte de su capacidad de autorregulación: disminuye la hidratación basal, se vuelve más frágil y su ecosistema interno se vuelve menos estable.

Y aquí está la clave: el deterioro no aparece de un día para otro. Es progresivo. Por eso el cuidado debe ser preventivo, no reactivo.

Muchas mujeres solo intervienen cuando aparece dolor en las relaciones o infecciones recurrentes. Pero igual que no esperarías a que la piel se agriete para empezar a hidratarla, no deberías esperar a que el tejido íntimo se atrofie para prestarle atención. La hidratación no es lo mismo que la lubricación puntual. Una mantiene el tejido sano en el día a día; la otra solo acompaña un momento concreto.

Además, la zona íntima no es una superficie pasiva. Es un ecosistema complejo con microbiota propia, pH regulado y barrera inmunológica. En esta etapa, el margen de compensación es menor, y hábitos aparentemente inofensivos como utilizar productos agresivos, exceso de higiene o cosmética innecesaria, pueden alterar ese equilibrio con mayor facilidad.

Hablar de cuidado íntimo en perimenopausia no es hablar de sexualidad ni de estética. Es hablar de autonomía. De prevenir molestias, de evitar infecciones repetidas, de mantener confort urinario y calidad de vida. Es sostener la funcionalidad de un tejido que acompaña cada movimiento, cada relación y cada etapa.

En consulta veo con frecuencia cómo cambia la percepción cuando una mujer entiende que su zona íntima también necesita mantenimiento, igual que su piel y trabajamos precisamente esa visión integrativa: no añadir productos al azar, sino comprender el tejido, saber qué necesita en esta etapa y qué intervenciones tienen realmente respaldo clínico.

La transición hormonal no es el inicio de la fragilidad. Puede ser el inicio de una relación más consciente con el propio cuerpo. Y, tu zona íntima forma parte de esa consciencia.

Cuidar el tejido íntimo en esta etapa no es una cuestión puntual, sino un abordaje combinado que integra diagnóstico, tratamiento y mantenimiento. Desde la terapia hormonal local cuando está indicada, hasta el uso de hidratantes y lubricantes bien formulados, como los desarrollados por Nessum, cada intervención tiene su lugar cuando se aplica con criterio. Porque no se trata de añadir por añadir, sino de sostener la función de un tejido que, bien cuidado, puede acompañarte con confort y darte placer (que no dolor) durante muchos años.

# Navegación hacia gestión del estrés y descanso

**Cambio de órbita: El sistema que lo gobierna todo**

Hemos hablado de hormonas.

De deseo.

De orgasmo.

De tejidos.

Pero hay algo que sostiene todo eso y que rara vez miramos de frente:

Nuestro sistema nervioso.

Puedes tener buena salud hormonal.

Puedes cuidar tu sexualidad.

Puedes entrenar tu cuerpo.

Y aun así sentir que nada responde igual.

Porque cuando el cuerpo vive en alerta constante, el placer se apaga.

Cuando el descanso se fragmenta, la regulación hormonal se desordena.

Cuando el estrés se cronifica, la biología entra en modo supervivencia.

La transición hormonal no ocurre en aislamiento.

Ocurre en un cuerpo que trabaja, cuida, resuelve y rara vez se detiene.

Y si el sistema nervioso no encuentra calma,

ni el deseo,

ni el sueño,

ni el equilibrio

pueden sostenerse.

La siguiente estrella de esta constelación no habla de hormonas.

Habla de regulación.

Porque sin descanso, no hay adaptación.

Y sin adaptación, la transición se vuelve más difícil de lo que debería ser.

Ahora vamos a entrar en el eje que, silenciosamente, lo gobierna todo.

## Clave 27 - Cortisol: el desgaste silencioso que acelera la transición

Imagínate por un momento que tu cuerpo es un coche.

No uno cualquiera.
Uno que llevas conduciendo toda tu vida.

Un coche fiable. Responsable. Que nunca se queja.
Que arranca cada mañana aunque no haya dormido suficiente.
Que responde cuando lo necesitas.
Que cumple.

**El sistema nervioso simpático es el acelerador.**

Es ese pedal que te ha permitido llegar hasta aquí.
El que te hizo reaccionar cuando había que hacerlo.
El que te mantuvo firme ante dificultades.
El que te ayudó a sostener responsabilidades, resolver problemas, competir, rendir.

El acelerador te ha hecho eficiente. Productiva. Fuerte.

Y tú sabes usarlo muy bien.

Pero hay otro pedal.

**El sistema nervioso parasimpático es el freno.**

Y aquí es donde casi nadie te enseñó a mirar.

El freno no es debilidad.
El freno es biología inteligente.

Es lo que te permite dormir profundamente.
Digerir sin inflamación.
Reparar tejidos.
Sentir placer.
Desear.

Reproducirte.
Recuperarte.

Sin freno, el coche se desgasta.
Sin freno, el motor se recalienta.
Sin freno, no hay viaje largo que resista.

La salud no depende de no acelerar.

Depende de saber frenar.

Y si eres como yo, exigente, responsable, acostumbrada a hacer lo correcto incluso cuando nadie mira, probablemente has confundido frenar con rendirte.

Has pensado que descansar es perder tiempo.
Que parar es improductivo.
Que el cuerpo aguanta si la voluntad es fuerte.

Pero el sistema nervioso no funciona por voluntad.

Funciona por química.

En la perimenopausia, el equilibrio entre acelerador y freno se vuelve más frágil.
La modulación hormonal cambia.
La tolerancia al estrés disminuye.
La capacidad de recuperación se estrecha.

Y en ese punto, hay una hormona que se convierte en protagonista silenciosa de muchos de los síntomas que empiezas a notar.

No porque sea mala.
Sino porque está haciendo exactamente lo que fue diseñada para hacer… demasiado tiempo.

Esa hormona es el cortisol.

Y entender cómo actúa , y qué ocurre cuando no encuentra descanso, es una de las claves para comprender lo que está pasando en tu cuerpo en esta etapa.

Porque no estamos hablando de carácter.
Ni de disciplina.
Ni de fortaleza mental.

Estamos hablando de fisiología bajo activación sostenida.

Ahora sí, hablemos de cortisol.

## El cortisol no es tu enemigo.

Es una hormona extraordinariamente eficiente diseñada para garantizar tu supervivencia.

El problema no es su existencia.

Es la duración de su activación.

El organismo está preparado para responder a amenazas agudas. No para vivir en estado de alerta permanente.

En la transición hormonal, esta diferencia se vuelve determinante.

Cuando el estrés se cronifica, el eje hipotálamo-hipófisis-suprarrenal permanece activado de forma sostenida. El cuerpo interpreta que la prioridad es resolver una emergencia. Y ante una emergencia, redistribuye recursos.

Los sistemas de mantenimiento: reparación tisular, equilibrio metabólico, función reproductiva, pasan a segundo plano.

Se prioriza la supervivencia inmediata.

A este fenómeno lo denominamos clínicamente **robo metabólico.**

No es una metáfora. Es una reasignación fisiológica de energía.

Las consecuencias son objetivas y medibles:

- pérdida progresiva de masa muscular
- incremento de grasa visceral
- elevación de glucosa y mayor resistencia a la insulina
- inflamación crónica de bajo grado
- fragmentación del sueño profundo
- vulnerabilidad cognitiva (el hipocampo es particularmente sensible a la exposición prolongada a cortisol)

Esto no es falta de disciplina.

Es fisiología adaptativa mantenida más tiempo del que el sistema puede tolerar sin coste.

## Cómo saber si tu cortisol está desregulado

Para determinar si el cortisol, está alterado durante la transición hormonal, no basta con una analítica aislada.

Necesitamos integrar datos objetivos y señales fisiológicas.

Porque el cuerpo deja huellas.

Y aprender a leerlas cambia la forma en que interpretas tus síntomas.

La evaluación puede abordarse desde cuatro dimensiones complementarias:

### 1. Medición directa: pruebas de laboratorio

**Cortisol en sangre:** La determinación estándar es el **cortisol basal en ayunas a las 8:00 AM,** momento en que fisiológicamente debería encontrarse en su pico máximo. Ese ascenso matutino es el que permite activarte, mantener presión arterial adecuada y movilizar glucosa. Un valor alterado no siempre significa enfermedad, pero sí puede indicar pérdida de ritmo.

**Cortisol en saliva:** Permite analizar el **perfil circadiano completo**. El cortisol saludable sigue una curva bien definida: alto por la mañana, descendiendo progresivamente hasta alcanzar niveles mínimos antes de dormir.

En el estrés crónico o en la transición hormonal avanzada, esta variabilidad se aplana o se distorsiona:

- niveles persistentemente elevados durante el día
- hipersecreción nocturna
- pérdida del descenso fisiológico

El problema no es solo cuánto cortisol produces, sino cuándo lo produces.

### 2. Marcadores fisiológicos dinámicos

Aquí entramos en el terreno más interesante: el equilibrio autonómico.

**Variabilidad de la Frecuencia Cardíaca (HRV):** Es el marcador más sensible del balance entre sistema simpático (acelerador) y parasimpático (freno). Ya hemos hablado de él en la clave 14 de este libro.

Una **HRV baja de forma sostenida** indica predominio simpático, tono vagal reducido y, por tanto, dificultad para descender del estado de alerta.

No mide cortisol directamente. Pero mide el terreno donde el cortisol actúa.

**Frecuencia cardíaca en reposo:** Si conoces tu línea basal y detectas un aumento sostenido (por ejemplo, de 50 a 60 lpm sin causa aparente), es señal de que tu sistema no está recuperando adecuadamente. Un pulso que no desciende es porque el cortisol se mantiene elevado.

**El "reloj del cortisol": el sueño como indicador**

Uno de los signos más fiables de desregulación aparece en la madrugada. Entre las **3:00 y las 4:00 AM**, el cortisol comienza a ascender de forma gradual para facilitar el despertar fisiológico hacia las 7:00–8:00 AM. Cuando ese ascenso se adelanta o es excesivo, ocurre algo muy característico:

Despertar súbito con la mente activada.

- Rumiación.
- Listas mentales.
- E-mails pendientes.

No es ansiedad psicológica primaria. Es un pico de cortisol desplazado. Y ese pequeño incremento nocturno es suficiente para expulsarte del sueño profundo. En la clave 29 desarrollaremos este punto en profundidad.

**Composición corporal y signos somáticos**

El cortisol crónico tiene un patrón metabólico reconocible. Es **catabólico para el músculo** y **anabólico para la grasa visceral.**

Si observas pérdida de masa muscular en extremidades acompañada de acumulación abdominal, especialmente central, estamos ante un signo clásico de redistribución energética bajo estrés sostenido.

Otros marcadores frecuentes:

- mandíbula apretada o bruxismo
- tensión cervical persistente
- manos y pies fríos
- expresión facial rígida
- sensación corporal constante de "alerta"

No son rasgos de personalidad. Son activación neuroendocrina mantenida.

**Consideración específica en perimenopausia**

Durante la perimenopausia, el eje ovárico ya está experimentando oscilaciones. La producción hormonal pierde estabilidad cíclica. El margen de compensación se reduce.

Si a esa variabilidad añadimos un entorno biológico en alerta continua, el resultado no es sutil: los síntomas se intensifican.

Más insomnio.

Más irritabilidad.

Más fatiga.

Más inestabilidad metabólica.

Existe además un punto crítico que rara vez se explica con claridad: progesterona y cortisol comparten precursor.

En un contexto de estrés sostenido, el organismo prioriza la síntesis de cortisol.

La supervivencia inmediata desplaza la estabilidad hormonal.

No es emocional.

Es bioquímica competitiva.

Y hay un elemento adicional: el estrés crónico disminuye la resiliencia celular.

Envejecer no es únicamente acumular años.

Es perder capacidad de recuperación.

Y la recuperación solo ocurre cuando el sistema nervioso desciende de estado.

Por eso la regulación del cortisol no es una recomendación estética ni una tendencia de bienestar.

Es una intervención metabólica y neuroendocrina.

## Y, ¿si detecto que mi cortisol está desregulado?

Después de entender el mecanismo, la pregunta natural es otra:

"¿Cómo se interviene sin añadir más estrés al cuerpo?"

El cortisol no se regula con fuerza de voluntad.

Se regula cuando el sistema nervioso recibe señales claras de que ya no hay peligro.

Porque el problema no es la hormona.

Es que tu cuerpo lleva demasiado tiempo funcionando como si hubiera una urgencia constante.

Tu cuerpo está preparado para responder a un incendio.

No para vivir dentro del incendio.

Y ningún organismo puede sostener una emergencia indefinida sin pagar un precio metabólico, cognitivo y hormonal.

Modular el cortisol implica intervenir de forma coordinada en:

- ritmos circadianos
- exposición a luz natural
- distribución estratégica de entrenamiento
- respiración y tono vagal
- arquitectura del sueño profundo
- recuperación real
- límites cognitivos y carga mental
- protección de masa muscular
- señalización metabólica

No son recomendaciones dispersas.

Es una estrategia estructurada.

A lo largo de este capítulo has comprendido el mecanismo fisiológico, los marcadores y las consecuencias.

El siguiente paso no es saber más.

Es aplicar con método.

En Pléyades, esta etapa no se teoriza.

Se trabaja.

Aprendes a reorganizar tu ritmo.

A proteger tu músculo.

A dormir con profundidad real.

A devolverle al sistema nervioso la señal de seguridad que necesita.

No para vivir más despacio.

Para volver a sentir que tu cuerpo está contigo.

Porque cuando el sistema desciende, el cortisol encuentra su lugar.

Y cuando el cortisol encuentra su lugar, algo cambia.

Duermes sin miedo a las tres de la mañana.

Piensas sin niebla.

Entrenas sin agotarte.

Vives sin estar en alerta.

No recuperas la versión de antes.

Recuperas estabilidad.

Y desde ahí, todo vuelve a ser posible.

## Clave 28 - El nervio vago: tu sistema de regreso al equilibrio

Después de entender el cortisol como el acelerador, necesitamos hablar del freno.

Porque el problema en la transición hormonal no es que tu sistema se active.

El problema es que muchas veces no sabe descender.

La salud no depende de no acelerar.

Depende de poder frenar.

Y el gran ejecutor de ese freno es el nervio vago.

Su nombre proviene del latín vagus, "errante" porque recorre casi todo el cuerpo: corazón, pulmones, hígado, estómago, intestino, órganos pélvicos. Es el cable que conecta el cerebro con el resto de tu fisiología.

Hay un dato fascinante: el 80% de sus fibras son aferentes, es decir, llevan información desde el cuerpo hacia el cerebro. No es solo el cerebro el que manda; el cuerpo informa constantemente.

Si tu intestino está inflamado,

si tu respiración es superficial,

si tu musculatura vive en tensión crónica,

si duermes mal desde hace meses,

el nervio vago transmite una señal clara: "no estamos a salvo".

El cerebro responde manteniendo activo el sistema simpático.

Más cortisol.

Más alerta.

Menos descanso.

En perimenopausia, esta vulnerabilidad aumenta. La progesterona, tu sedante natural al modular los receptores GABA, comienza a fluctuar. La melatonina disminuye progresivamente a partir de los 35–40 años. El sistema pierde parte de su capacidad química de frenar.

Si además el tono vagal es bajo, el equilibrio se vuelve más frágil.

Y aquí aparece otro descubrimiento clave: el nervio vago no solo regula emociones. Regula inflamación. A través de la vía colinérgica antiinflamatoria, **libera acetilcolina** y modula la actividad de los macrófagos, reduciendo la producción de citoquinas proinflamatorias. En una etapa donde el descenso estrogénico ya favorece inflamación de bajo grado, un tono vagal sano actúa como amortiguador biológico.

Por eso hablamos de regulación como intervención clínica, no como concepto abstracto.

La capacidad de este sistema se refleja en la variabilidad de la frecuencia cardíaca (HRV). Cuanto mayor es la variabilidad entre latidos, mayor es la resiliencia fisiológica. Resiliencia no es no estresarse. Es volver al equilibrio con rapidez.

Y esa capacidad se puede entrenar.

## Activar el freno natural

El nervio vago responde a estímulos mecánicos y fisiológicos directos. No requiere creencias. Requiere repetición.

El **suspiro fisiológico** es una de las técnicas más rápidas para inducir calma: doble inspiración profunda por la nariz seguida de una exhalación larga por la boca. Ese movimiento estira el diafragma y activa mecánicamente el nervio vago, reduciendo la frecuencia cardíaca en segundos.

El **reflejo de inmersión**, al lavarte la cara con agua muy fría o sumergirla brevemente en agua con hielo, eleva instantáneamente la variabilidad cardíaca y obliga al sistema a entrar en modo parasimpático.

La **estimulación mecánica** también tiene base anatómica: masajear el hélix de la oreja (en el punto cero de Noyer) o realizar un golpeteo suave sobre las clavículas estimula ramas auriculares y torácicas del nervio vago.

Existen muchas más estrategias basadas en respiración, ritmo circadiano, microbiota, exposición natural y entrenamiento autonómico progresivo.

No se trata de técnicas aisladas. Se trata de reeducar al sistema para que recuerde cómo descender.

En esta etapa no puedes hablar de hormonas sin hablar de sistema nervioso. No puedes estabilizar metabolismo si el sistema nervioso simpático domina. No puedes recuperar deseo si el cuerpo no percibe seguridad.

En **Pléyades** trabajamos esta regulación como parte de una constelación completa donde sistema nervioso, hormonas y metabolismo se integran estratégicamente. Y en Plenipausia, de forma individualizada, abordamos los patrones regulatorios específicos de cada mujer.

Porque la transición hormonal no exige solo información.

Exige coherencia fisiológica.

Y aprender a frenar, cuando ya no necesitas correr, es una de las decisiones más poderosas que puedes tomar en esta etapa.

No lo pienses más y consúltame:

## Clave 29 - Sueño profundo y ritmos circadianos: el taller de reparación nocturno

El sueño no es una pausa.

Es una intervención biológica nocturna.

No es un estado pasivo de desconexión, sino un proceso activo donde el cerebro reorganiza información, regula emociones, repara tejidos y reajusta el metabolismo.

En la transición hormonal, el sueño se convierte en el verdadero barómetro de tu salud sistémica. Cuando el descanso se fragmenta, todo el sistema pierde precisión.

Para entender qué ocurre en la perimenopausia, primero necesitamos comprender cómo funciona el sueño normal.

Cada noche atravesamos entre **4 y 5 ciclos**, de aproximadamente **70 a 120 minutos** cada uno. En cada ciclo alternamos dos grandes estados: sueño **NREM** y sueño **REM**.

El sueño NREM se divide en varias fases. La fase 1 es una transición breve entre vigilia y sueño (lo que llamamos coloquialmente duermevela). La fase 2 es sueño ligero, donde disminuye la frecuencia cardíaca y desciende la temperatura corporal. Pero las fases más importantes son las 3 y 4, conocidas como sueño profundo o fase N3. Predomina en la primera mitad de la noche.

El N3 se caracteriza por:

- ondas cerebrales lentas (delta)
- máxima liberación de hormona de crecimiento
- descenso profundo del cortisol
- activación de reparación tisular
- restauración inmunológica
- optimización de la sensibilidad a la insulina

- activación del sistema glinfático cerebral (el "sistema de limpieza" del cerebro)

Es el momento en que el cuerpo literalmente se reconstruye. Aquí ocurre la verdadera reparación física: aumenta la hormona de crecimiento, se activan procesos de regeneración celular, mejora la sensibilidad a la insulina y se consolida parte de la memoria declarativa.

Si el sueño es superficial o interrumpido, esta fase se reduce. Puedes dormir muchas horas y aun así no entrar suficiente tiempo en N3. Y sin N3, no hay reparación metabólica completa.

La fase REM, en cambio, aparece con mayor intensidad en los últimos ciclos de la madrugada. Es el momento de mayor actividad cerebral, donde se producen sueños vívidos. REM es fundamental para la **regulación emocional, la integración de experiencias y la estabilidad afectiva**. Es, literalmente, la fase donde el cerebro procesa lo vivido.

Un sueño sano necesita ambas cosas:

reparación profunda (N3)

y reorganización emocional (REM).

## Ritmos circadianos y melatonina: la sincronización hormonal

Todo el sistema está gobernado por un **reloj maestro** situado en el **núcleo supraquiasmático** del hipotálamo. Este reloj central recibe información directa del ciclo luz-oscuridad a través de la retina y sincroniza los ritmos circadianos de todo el organismo: temperatura corporal, secreción de cortisol, metabolismo de la glucosa, presión arterial y producción hormonal.

La gran directora de esta orquesta es la **melatonina**.

La melatonina pineal, producida por la glándula pineal, se libera exclusivamente durante la noche, porque la luz bloquea su síntesis. Su función no es simplemente inducir el sueño: es un **cronobiótico**, una molécula que pone en hora a los relojes de cada célula del cuerpo. Les indica cuándo deben activar procesos de reparación, cuándo disminuir la temperatura corporal, cuándo iniciar la liberación matutina de cortisol y cuándo entrar en modo regeneración profunda. Su pico fisiológico ocurre entre las 2:00 y las 3:00 AM, coincidiendo con el máximo sueño profundo.

A nivel neuroquímico, la melatonina reduce la excitabilidad cerebral al modular los sistemas inhibidores y excitadores: aumenta la actividad del receptor **GABA** (inhibidor) y disminuye la del sistema glutamatérgico (excitador), facilitando la transición hacia un estado de somnolencia estable y reparador.

Pero existe un concepto menos conocido y clínicamente fascinante: no solo existe melatonina pineal. También existe **melatonina extrapineal.**

Prácticamente todas las células del cuerpo: hígado, páncreas, intestino, piel e incluso mitocondrias, producen melatonina de forma local. Esta no circula por la sangre; permanece dentro de la célula. Y su concentración es entre **100 y 1000 veces superior** a la melatonina pineal.

Su función es diferente: actúa como potente antioxidante, modulador antiinflamatorio y protector mitocondrial. Es decir, no solo regula el reloj biológico, sino que protege directamente la integridad celular y el envejecimiento metabólico.

Durante la transición hormonal, la producción de melatonina disminuye progresivamente a partir de los 35-40 años. Esta reducción afecta tanto la sincronización circadiana como la capacidad antioxidante celular, aumentando la vulnerabilidad a la cronodisrupción, al estrés oxidativo y a la fragmentación del sueño.

Por eso, cuando hablamos de melatonina en perimenopausia, no hablamos solo de "dormir mejor".

Hablamos de sincronización sistémica.

Hablamos de protección celular.

Hablamos de longevidad funcional.

## Qué ocurre en la transición hormonal

Durante la perimenopausia, la arquitectura del sueño se altera de forma significativa. Entre un **40 y un 60% de las mujeres reportan dificultades.**

No es casualidad.

**La progesterona,** tu sedante natural, es un neuroesteroide que modula los receptores GABA en el cerebro (ya hemos hablado de esto). Es la primera hormona en fluctuar y descender. Cuando disminuye, cuesta más conciliar el sueño y se reduce la estabilidad de las fases profundas y REM.

El cerebro pierde parte de su "freno químico".

A esto se suma el **descenso progresivo de melatonina** a partir de los 35–40 años. La melatonina no solo induce sueño: sincroniza el reloj biológico celular. En perimenopausia, su caída se agrava porque el ovario también participa en su secreción. El resultado es cronodisrupción: pérdida de precisión en los ritmos internos.

Durante la transición hormonal, la producción de melatonina disminuye progresivamente a partir de los 35–40 años. Esta reducción no solo afecta la conciliación del sueño; compromete la sincronización de todos los ritmos internos. Cuando la señal nocturna se debilita, el organismo pierde precisión temporal.

Y aquí aparece un concepto clave: **cronodisrupción**.

La cronodisrupción ocurre cuando los ritmos biológicos se desajustan por estímulos externos que "engañan" al reloj central. El cuerpo entra entonces en un estado de estrés biológico silencioso.

No es solo dormir poco.

Es dormir fuera de sincronía.

El principal cronodisruptor moderno es la **luz azul nocturna.** Las pantallas de móviles, televisiones, tablets y ordenadores bloquean la síntesis de melatonina al estimular los mismos receptores retinianos que detectan la luz solar. El cerebro interpreta que aún es de día y retrasa la señal de reparación nocturna.

Pero no es el único.

Las **cenas tardías** también alteran el reloj. El sistema digestivo posee relojes periféricos propios, especialmente en hígado y páncreas. Cuando cenas después de las 21:00–22:00 horas, el organismo interpreta la comida como señal de actividad diurna. Se activa el metabolismo cuando debería iniciarse la reparación, favoreciendo hiperglucemia nocturna y resistencia a la insulina.

Incluso el **ejercicio intenso** a última hora puede actuar como señal diurna. La activación simpática y el aumento de temperatura corporal envían el mensaje de que el día continúa, retrasando la transición hacia el descanso profundo.

En la perimenopausia, donde la producción de melatonina ya está reducida y la arquitectura del sueño es más frágil, estos estímulos tienen un impacto amplificado.

Además, los sofocos y sudores nocturnos no son meras molestias. El descenso de estrógenos altera el centro termorregulador del hipotálamo. El cerebro interpreta erróneamente cambios mínimos de temperatura como exceso de calor y activa mecanismos de enfriamiento bruscos: vasodilatación y sudoración que te expulsan del sueño profundo.

Y hay otro fenómeno muy característico: los despertares **entre las 3:00 y 5:00 AM** con la mente acelerada. Esto ocurre porque el cortisol, que debería comenzar a elevarse progresivamente al amanecer, se activa antes de tiempo cuando la regulación hormonal es inestable. El resultado es un "pico de alerta" prematuro que interrumpe las fases finales del sueño.

En definitiva,

menos N3.

Menos REM.

Más fragmentación.

Y el sistema lo nota.

## El coste clínico de dormir mal

Dormir menos de 6–7 horas de forma crónica en esta etapa no es inocuo.

Una sola noche de mal sueño puede reducir la **sensibilidad a la insulina** hasta en un 20–25%; altera grelina y leptina, favoreciendo acumulación de grasa abdominal y aumentando el riesgo de diabetes tipo 2 y riesgo cardiovascular.

El sueño profundo es el momento en que el cerebro activa el sistema glinfático, encargado de eliminar desechos metabólicos. Su falta se asocia con mayor neuroinflamación, menor volumen cortical y mayor riesgo de deterioro cognitivo a largo plazo (menor volumen de materia gris y mayor riesgo neurodegenerativo).

La fragmentación del sueño también amplifica irritabilidad, ansiedad y vulnerabilidad a la depresión. Sin fase REM suficiente, la regulación emocional pierde eficacia.

Y existe un riesgo añadido que muchas mujeres desconocen: la **apnea obstructiva del sueño** aumenta en perimenopausia. La disminución hormonal y el aumento de grasa visceral favorecen el colapso de las vías respiratorias superiores durante la noche. Ronquidos intensos, pausas respiratorias o despertares con sensación de ahogo no son "normales"; elevan significativamente el riesgo cardiovascular.

El sueño no es un lujo.

Es el momento en que el cuerpo se recalibra metabólica, cognitiva e inmunológicamente.

En esta etapa, cuidar la arquitectura del sueño no es un gesto de autocuidado estético.

Es una intervención endocrina diaria.

Y cuando entiendes que cada noche es un taller de reparación, dejas de medir el descanso por horas…

y empiezas a medirlo por profundidad y coherencia biológica.

En **Pléyades**, la estrella de Estrés–Sueño no se aborda con recomendaciones aisladas, sino desde una reestructuración integral del ritmo circadiano y de la arquitectura del descanso. Porque entender qué es el N3 y por qué importa es solo el inicio. La verdadera transformación ocurre cuando el descanso vuelve a ser profundo, predecible y regulador. Y en la transición hormonal, eso cambia el juego por completo.

# Navegación hacia Mentalidad

## Cambio de órbita: Cuando entiendes la biología, cambia la forma en que te miras

A lo largo de toda esta constelación a la que he llamado Pléyades, hemos hablado de tiempo biológico, nutrición, ejercicio, hormonas, inflamación, sueño, sistema nervioso y sexualidad.

Hemos desmontado mitos.

Hemos explicado mecanismos.

Hemos devuelto lógica a lo que parecía caos.

Y, sin embargo, hay algo que todavía no hemos abordado directamente:

**La forma en que interpretas lo que te está ocurriendo.**

Dos mujeres pueden vivir la misma transición hormonal.

Una la experimenta como pérdida.

Otra como evolución.

La biología es similar.

Lo que cada una se cuenta internamente no.

Algunas viven esta etapa desde la exigencia: intentando hacerlo todo perfecto, controlarlo todo, optimizarlo todo.

Otras desde la sobreentrega: sosteniendo a todos mientras se postergan.

Otras desde la alerta constante: anticipando lo que podría ir mal.

Algunas desde la resistencia: luchando contra el cambio como si fuera una amenaza.

Y otras desde la desconexión: minimizando síntomas para no molestar.

El cuerpo no responde igual en cada uno de esos estados.

La transición hormonal no ocurre en un laboratorio.

Ocurre en una mente que interpreta.

Y esa interpretación modifica el tono del sistema nervioso, el nivel de cortisol, la calidad del sueño, la percepción del deseo, la variabilidad hormonal y la energía disponible.

No es pensamiento mágico.

Es neurobiología.

Cuando hay coherencia interna, el sistema se calma.

Cuando hay lucha, miedo o negación, el sistema se mantiene en alerta.

La última estrella de esta constelación no trata de cambiar tus hormonas.

Trata de cambiar la relación que tienes con el proceso.

Porque el cuerpo va a cambiar.

Eso es inevitable.

Pero el significado que le das a ese cambio no lo es.

Y cuando comprendes que la transición no es un declive sino una reconfiguración, algo se ordena.

No desaparecen los síntomas.

Desaparece la sensación de estar perdiendo.

Entramos ahora en la última estrella.

No para hablar de biología.

Sino para hablar de dirección.

## Clave 30 - Mentalidad: el momento en que decides no volver atrás

He visto esta escena muchas veces.

Una mujer sentada frente a mí.

Informada. Inteligente. Capaz.

Sabe lo que le pasa.

Ha leído. Ha investigado. Ha escuchado podcasts.

Tiene sus análisis en una carpeta perfectamente ordenados.

Y, sin embargo, hay algo por lo que no termina de dar el paso.

No es ignorancia.

Es creencia.

Porque lo que realmente la frena no es la hormona.

Es la historia que se cuenta sobre sí misma.

Algunas llegan diciendo: "Cuando tenga todo claro, empezaré."

Son brillantes. Exigentes. Necesitan entender cada variable antes de moverse.

Pero la **biología no espera a que tu agenda esté ordenada y tú tengas todo bajo control.**

La transición ocurre igual.

Otras dicen: "Ahora no puedo. Hay demasiadas cosas."

Cuidan a todos. Resuelven todo. Sostienen todo.

Y su salud siempre queda para después.

Pero **el cuerpo no entiende de prioridades externas.**

Solo entiende de desgaste acumulado.

También están las que sonríen y minimizan: "Bueno… tampoco es para tanto."

Duermen mal. Tienen más grasa abdominal. Se sienten más irritables.

Pero lo normalizan.

Porque "a esta edad es lo que toca".

No.

Lo que **toca es entender qué está pasando.**

Y luego están las fuertes.

"Yo puedo sola."

Y sí, pueden.

Han podido siempre.

Pero poder no significa que sea la forma más inteligente de hacerlo.

## Compromiso: el punto donde dejas de negociar contigo

Hay una verdad incómoda que casi nadie dice en voz alta:

No es que no sepas qué hacer.

Es que todavía no has decidido hacerlo de verdad.

La perimenopausia no es un taller de fin de semana.

No es una moda.

No es un reto de 21 días.

Es un proceso biológico que puede durar años.

Y los procesos largos exigen algo que muchas veces evitamos nombrar: **compromiso**.

Compromiso no significa hacerlo perfecto.

Significa sostenerlo cuando no apetece.

Significa elegirte incluso cuando nadie te aplaude por hacerlo.

Algunas mujeres necesitan tener todo bajo control antes de empezar.

Otras priorizan a todos antes que a sí mismas.

Otras creen que si no lo hacen impecable, mejor no empezar.

Algunas temen equivocarse.

Otras siguen investigando indefinidamente sin actuar.

Otras se distraen con nuevos proyectos.

Otras se blindan en la autosuficiencia.

Otras simplemente se adaptan y minimizan.

Todas tienen algo en común:

**Siguen posponiendo la decisión.**

El compromiso real empieza cuando dejas de preguntarte

"¿Y si aún no hace falta?"

y empiezas a preguntarte

"¿Y si este es exactamente el momento?"

Mis programas no exigen perfección.

Exigen presencia.

No exigen intensidad extrema.

Exigen continuidad.

No están diseñados para quien quiere probar.

Están diseñados para quien entiende que esta etapa no es un episodio aislado, sino una reconfiguración vital.

La perimenopausia no se atraviesa con fuerza de voluntad puntual.

Se atraviesa con dirección sostenida.

Y eso implica dejar de negociar contigo cada vez que aparece la incomodidad.

La transición hormonal no es solo un proceso endocrino.

Es un **punto de inflexión vital.**

Es la etapa en la que muchas mujeres se dan cuenta de que ya no quieren vivir en piloto automático.

No quieren improvisar su salud.

No quieren reaccionar cuando el problema ya es evidente.

No quieren normalizar el cansancio constante.

**Quieren criterio.**

Y aquí aparece algo importante:

Pléyades no es para mujeres que buscan soluciones mágicas.

Es para mujeres que están listas para dejar de postergar.

Mi consulta no es para quien quiere una receta rápida.

Es para quien quiere entender su biología y decidir con información real.

La diferencia entre pérdida y transformación no está en los estrógenos.

Está en el posicionamiento.

He visto mujeres atravesar la misma transición con análisis similares y síntomas parecidos.

Una se siente invisible.

Otra se siente poderosa.

¿Qué cambió?

La decisión.

El momento exacto en que dejaron de preguntarse

"¿Y si no hace falta?"

y empezaron a preguntarse

"¿Y si este es el momento de hacerlo, de dar el paso y no volver atrás?"

La última estrella no es nutrición.

No es hormonas.

No es sueño.

Es dirección. Es mentalidad.

Porque cuando entiendes el sistema y eliges intervenir con consciencia, la menopausia deja de ser algo que te sucede y **se convierte en una etapa que lideras.**

Y ese paso, ese pequeño, incómodo, pero valiente paso, no es biológico.

Es mental.

Y suele empezar con una decisión sencilla:

Dejar de esperar.

# Clave 31 - Coherencia en transición hormonal: de menopausia a Plenipausia

Llegamos a la clave que sostiene a todas las anteriores.

Puedes entender la historia biológica y las hormonas.

Puedes entrenar.

Puedes ajustar tu nutrición.

Puedes mejorar tu sueño.

Pero si tu vida va en dirección contraria a lo que tu biología necesita, el cuerpo lo va a expresar.

La coherencia no es un concepto abstracto. **Es el estado en el que tus pensamientos, tus decisiones, tus límites y tu fisiología empiezan a caminar en la misma dirección.** Y en la transición hormonal, esto se convierte en el mayor mecanismo de ahorro energético que existe.

Durante la etapa fértil, los estrógenos altos favorecían una orientación hacia el exterior: cuidar, sostener, cumplir, agradar, rendir. Era biología. El cerebro estaba químicamente diseñado para priorizar al grupo.

Cuando esas hormonas comienzan a fluctuar y descender, algo profundo cambia. Disminuye la tolerancia a lo que desgasta. Aparece una necesidad más clara de autenticidad. Se reduce la paciencia para lo que no encaja.

Muchas mujeres interpretan este momento como crisis. Como pérdida. Como "ya no soy la de antes".

No es un deterioro.

Es un reajuste neurobiológico.

El sistema ya no quiere sostener lo que no es coherente.

Y cuando fuerzas esa incoherencia: cuando sigues diciendo sí a todo, cuando mantienes exigencias imposibles, cuando ignoras tu agotamiento; el cuerpo responde con más cortisol, más inflamación, más insomnio, más síntomas.

La incoherencia consume energía.

Y en esta etapa, la energía es oro biológico.

Por eso hablo de **pasar de menopausia a Plenipausia.**

La menopausia es un hecho biológico.

La Plenipausia es una decisión consciente.

Es el momento en el que dejas de vivir la transición como un declive y empiezas a vivirla como una reorganización estratégica de tu vida.

No significa hacer menos.

Significa hacer alineado.

Delegar sin culpa.

Decir "NO" sin justificarte eternamente.

Escuchar el síntoma como información y no como enemigo.

Cuando pensamiento, emoción y acción están alineados, el sistema nervioso se calma. Y cuando el sistema nervioso desciende, las hormonas responden mejor.

No es pensamiento positivo.

Es regulación fisiológica.

Aquí es donde muchas mujeres necesitan algo más que información.

**Necesitan estructura.**

Algunas eligen un acompañamiento individual, profundo y personalizado para transitar su propia **Plenipausia** con estrategia clínica y dirección clara.

Otras prefieren hacerlo en comunidad, trabajando la constelación de las siete estrellas interconectadas de su salud dentro de **Pléyades,** donde cada dominio: historia biológica, nutrición, fuerza, hormonas, sexualidad, estrés-sueño y mentalidad, se ajusta en conjunto.

Porque si una estrella cae, el sistema lo nota.

Este libro te ha dado comprensión.

Ahora la pregunta es qué haces con ella.

Este viaje empezó como un despegue.

Al principio hubo ruido.

Información.

Movimiento.

Ajuste de trayectorias.

Miraste cada estrella por separado.

Revisaste órbitas.

Entendiste qué estaba desincronizado.

Eso era necesario.

Toda misión necesita primero impulso.

Pero ningún viaje consiste en permanecer acelerando.

Consiste en alcanzar estabilidad.

En entrar en órbita consciente.

Y, finalmente, en aterrizar con dirección.

La transición hormonal no era un impacto inesperado.

Era una maniobra de reajuste.

Y cuando entiendes el sistema completo, el aterrizaje deja de dar miedo.

La transición hormonal no es una avería.

Es un cambio de fase.

Puedes vivirlo resistiendo cada síntoma…

o puedes liderarlo con coherencia.

Se convierte en revelación.

Porque la transición hormonal no viene a quitarte poder.

Viene a devolvértelo sin distracciones.

Es la etapa en la que el cuerpo ya no está diseñado para complacer expectativas externas, sino para alinearse con tu verdad interna.

La química cambia para que cambie tu foco.

La energía se reorganiza para que selecciones mejor dónde la inviertes.

La paciencia disminuye para lo que no encaja,

y aumenta para lo que sí importa.

Eso no es deterioro.

Es depuración.

La coherencia no consiste en hacer más.

Consiste en dejar de traicionarte.

Cuando entiendes lo que ocurre en tus hormonas, en tu sistema nervioso y en tu metabolismo, el miedo pierde fuerza.

Y cuando alineas esa comprensión con decisiones valientes:

cómo comes,

cómo descansas,

cómo entrenas,

cómo amas,

cómo te posicionas

el cuerpo deja de sentirse como enemigo.

Empieza a sentirse como aliado.

**Eso es pasar de menopausia a Plenipausia.**

No una etapa sin estrógenos.

Una etapa con dirección.

Y cuando además integras todas las estrellas: historia biológica, nutrición, movimiento, hormonas, sexualidad, estrés, sueño y mentalidad, de forma coordinada, como en la constelación **Pléyades**, ya no gestionas síntomas. Diseñas tu segunda mitad de vida.

La perimenopausia no es el inicio del declive.

Es el momento en que, por primera vez en décadas, puedes elegirte sin culpa.

No es una despedida de quien eras.

Es la versión más consciente de quien estás destinada a ser.

Y esa decisión, la de alinearte contigo misma, no es hormonal.

Es sólo tuya.

La menopausia empezó antes de lo que te contaron.

Pero también empezó antes tu oportunidad de liderarla.

No estabas exagerando.

No estabas fallando.

No estabas perdiendo.

Estabas transitando.

Y ahora sabes que estás a tiempo.

# EPÍLOGO

**Carta al aterrizar**

Cuando llegues aquí, no habrá aplausos.

No habrá música épica.

No habrá fuegos artificiales.

Solo silencio.

El tipo de silencio que aparece cuando el ruido interno deja de empujar.

Has aterrizado.

No porque la transición haya terminado.

Sino porque has dejado de pelearte con ella.

Hubo un momento en que pensaste que estabas perdiendo algo.

Energía.

Paciencia.

Versión.

Identidad.

No estabas perdiendo.

Estabas reajustando.

Tu cuerpo no se estaba averiando.

Estaba cambiando de sistema operativo.

Y tú estabas aprendiendo a pilotarlo.

Tal vez llegaste aquí con cansancio.

Tal vez con dudas.

Tal vez con rabia por no haber tenido esta conversación antes.

Lo entiendo.

He visto esa escena demasiadas veces.

Mujeres brillantes preguntándose si estaban exagerando.

Mujeres fuertes dudando de su propia percepción.

Mujeres capaces sintiéndose frágiles en silencio.

Y también yo, como médico, tuve que aprender a mirar distinto.

A dejar de buscar únicamente cifras.

A escuchar los síntomas como lenguaje.

A entender que la transición hormonal no era un fallo que corregir, sino una fase que acompañar.

Si estás leyendo esto, no estás en el punto de partida.

Has mirado tu constelación.

Has entendido tus estrellas.

Has aceptado que no funcionan aisladas.

Y, sobre todo, has decidido no ignorar más las señales.

Eso ya es liderazgo.

A partir de aquí no se trata de hacerlo perfecto.

Se trata de hacerlo coherente.

Habrá días buenos.

Habrá días de reajuste.

Pero ya no estás desinformada.

Ya no estás sola frente al ruido.

Ya no interpretas cada síntoma como amenaza.

Has aprendido a distinguir entre síntoma y significado.

Y eso cambia todo.

Esta etapa no vino a quitarte fuerza.

Vino a depurarla.

No vino a reducirte.

Vino a enfocarte.

No vino a apagar tu luz.

Vino a enseñarte que no necesitas brillar para todos,

sino alinearte contigo.

Si alguna vez dudas, vuelve a algo simple:

Tu cuerpo no es tu enemigo.

Nunca lo fue.

Es el sistema más sofisticado que tienes para orientarte.

Escúchalo.

Respétalo.

Entrénalo.

Cuídalo.

Pero, sobre todo, deja de desconfiar de él.

Hoy no celebramos que todo esté resuelto.

Celebramos que ahora sabes cómo sostenerlo.

Y eso es infinitamente más poderoso.

Porque la menopausia empezó antes de lo que te contaron.

Pero también empezó antes tu capacidad de liderarla.

Si hoy sientes calma donde antes había ruido,

dirección donde antes había confusión,

respeto donde antes había exigencia,

no es casualidad.

Es consciencia.

Y la consciencia cambia la forma en que atraviesas cada fase.

Bienvenida a tierra firme.

No porque todo esté quieto.

Sino porque ahora sabes que cada cambio tiene sentido.

Que cada síntoma es información.

Que cada reajuste es inteligencia biológica.

Y que tu cuerpo no necesita que lo controles.

Necesita que lo lideres.

Con criterio.

Con estructura.

Con coherencia.

Y con algo que nadie puede darte desde fuera:

Confianza en tu propia biología.

Con admiración,

Dra. Sonia Albero,

una mujer que también aprendió a escuchar.

**P.D. Antes de cerrar este libro**

Si alguna parte de estas páginas te hizo parar, pensar o entender algo que antes no encajaba, hay algo sencillo que puedes hacer.

Comparte este libro con otra mujer que lo necesite.

Una amiga.

Una hermana.

Una compañera de trabajo.

Una mujer que últimamente dice que "no se encuentra igual".

A veces una conversación llega tarde.

Un libro puede llegar a tiempo.

Y si además decides dejar una reseña en Amazon, estarás ayudando a que esta conversación llegue a muchas más mujeres que aún están intentando entender lo que les está pasando.

Gracias por formar parte de este cambio.

## Sobre la bibliografía de este libro

Este libro está basado en evidencia científica actualizada, guías clínicas de referencia y en mi experiencia clínica acompañando a mujeres en su transición hormonal.

He decidido no incluir la bibliografía completa en estas páginas para no interrumpir tu experiencia de lectura y mantener el enfoque práctico y cercano de este libro.

Si deseas consultar todas las fuentes utilizadas, puedes hacerlo de forma muy sencilla:

Envíame un mensaje al 722 898 255 con la palabra "BIBLIOGRAFÍA"

Estaré encantada de hacértela llegar personalmente.

O escanea el siguiente código QR

Gracias por querer ir un paso más allá en la comprensión de tu salud. Porque comprender tu cuerpo no debería depender del azar, sino de la información adecuada.

— Dra. Sonia Albero

# Ellas también lo leyeron...

"Gracias a profesionales muy implicados en nuestro bienestar, pues han dado prioridad en su trabajo para tratar la Menopausia con la importancia que tiene esta etapa para las mujeres de hoy. Consiguiendo de una manera natural y enriquecedora esta experiencia de vida. Gracias Doctora Albero."

**María José Gil.**
*Paciente Plenipausia.*

---

"Como amiga de Sonia, he sido testigo de la pasión con la que ha creado este libro. Es una guía cercana y clara para entender esos primeros síntomas de la menopausia que a menudo pasan desapercibidos. Me ha encantado la idea de reemplazar menopausia por Plenipausia, una decisión consciente que ofrece un acompañamiento para vivir esta etapa con más información, calma y seguridad."

**Carmen Sala.**
38 años.

---

"Empecé este libro pensando que iba a aprender sobre menopausia... y terminé entendiendo cosas de mí que llevaba años sintiendo sin saber explicar. Me he sentido vista, acompañada y, sobre todo, tranquila. Gracias, Dra. Sonia porque no estaba loca. Solo nadie me lo había contado así."

**Rosa García.**
44 años. Paciente Plenipausia.

“Llevaba tiempo sintiendo que algo estaba cambiando: dormía peor, estaba cogiendo peso y no entendía por qué. Este libro me ha ayudado a ponerle nombre a lo que me está pasando y, sobre todo, a entender que no es solo cosa mía."

**Ana Pérez.**
*42 años. Paciente Plenipausia.*

---

"Tengo 38 años y pensaba que lo que me pasaba era estrés, falta de organización o que ya no podía con todo como antes. Este libro me dio una bofetada de realidad... pero de las buenas. Me ha ayudado a dejar de exigirme tanto y empezar a entenderme mejor."

**Paula Beltrá.**
*38 años. Paciente.*

---

"Lo leí a ratos, subrayando casi cada página. Es de esos libros que no solo informan, te sostienen. Sentí como si alguien me estuviera explicando con calma y sin juicio lo que me pasa por dentro. Deberían darnos este libro a los 35."

**Silvia Navarro**
*36 años. Paciente.*

---

"No es un libro de menopausia. Es un libro sobre nosotras. Sobre ese momento en el que algo cambia y no sabes ponerle nombre. Me ha dado claridad, pero también mucha paz. Y eso no tiene precio."

**Helena González**
*40 años. Paciente.*

"Me emocioné leyendo partes porque parecía que alguien había estado dentro de mi cabeza. Esa sensación de no reconocerte, de cansancio raro, de dudas… aquí todo encaja. Y cuando entiendes, dejas de pelearte contigo."

**Amparo Abad**
*39 años. Paciente.*

## Colaboradores

# Agradecimientos

A ti, que tienes este libro entre las manos.

Porque un libro no empieza cuando se escribe. Empieza cuando alguien decide leerlo.

Y cada mujer que decide informarse, cuestionar y entender su biología está cambiando algo mucho más grande que su propia historia.

Este libro existe porque cada vez somos más las que no queremos normalizar el silencio, la desinformación o el cansancio como destino.

Mujeres que han decidido hacerse preguntas.

Que han dejado de conformarse con un "esto es lo que toca".

Que quieren entender qué está ocurriendo en su cuerpo para poder tomar decisiones con criterio.

Si estás aquí, gracias.

Por tu curiosidad.

Por tu valentía.

Y por formar parte de una conversación que durante demasiado tiempo nadie empezó a tiempo.

Al **Dr. Santiago Palacios,** referente nacional e internacional en menopausia y salud de la mujer, por aceptar acompañar este libro con su prólogo. Su trabajo nos ha abierto camino y ha contribuido a que hoy podamos hablar de esta etapa con más rigor científico y menos tabú. Gracias Santiago por tu confianza, accesibilidad y cercanía.

Al **Dr. Francisco Sellers** y a **María José,** por confiar en mí cuando me traspasaron la consulta que hoy es mi casa profesional. Gracias por vuestra generosidad y por permitirnos continuar vuestro legado haciéndolo nuestro, con respeto y con la responsabilidad que implica acompañar la salud de tantas mujeres.

Al **Dr. Francisco Quereda** y a la **Dra. Eva Ruiz,** por ser parte de mis raíces profesionales. Mi formación como ginecóloga empezó en el servicio de Ginecología y Obstetricia del Hospital Universitario de Sant Joan d'Alacant y también, mis primeras consultas reales. Allí entendí que la medicina de la mujer es mucho más que diagnóstico: es escucha, acompañamiento y criterio. Gracias por ser espejo y siempre darme consejos y creer en mí.

A **Rosa Montaña**, mi mentora, por ayudarme a ampliar la mirada. Gracias por tu forma valiente de pensar, por tu visión estratégica y por enseñarme que comunicar también es una forma de transformar.

Y a tod@s mis compañer@s de la segunda edición de **Neven**, por compartir aprendizaje, conversaciones, preguntas y crecimiento. Porque los proyectos que dejan huella rara vez se construyen en soledad.

A la **Dra. Alejandra García-Villalba,** compañera y amiga, gracias por tu confianza y por apostar por mí para formar parte del equipo médico de Vida Fertility Institute. Trabajar juntas nos permite seguir impulsando una visión de la salud de la mujer más completa, más integradora y más acorde con lo que realmente necesitan las mujeres en cada etapa de su vida.

A la **Dra. Natalia Doñate,** por tu criterio, tu mirada siempre afinada y por ser un gran apoyo en este libro. Siempre nos quedará Bitácoras... y el próximo plato de anchoas, queso fresco y tomate corre de mi cuenta.

A la **Dra. Lorena Palacios,** por ser mi confidente y mi aliada. Porque todos estos años de trabajo juntas han sido maravillosos. Aprendo mucho de ti cada día.

Al **Dr. Ángel Rodríguez,** por aquel congreso en el que, entre una receta digital y un cortado, empezó una conversación que llega hasta hoy. Gracias por tus consejos, tu experiencia y por seguir en la lucha.

A **Montse Angulo,** por tu implicación en este proyecto y testimonial.

A todos los **profesionales aliados con Plenipausia,** representáis algo que a menudo olvidamos: que los vínculos profesionales entre sanitarios, cuando se construyen desde el respeto y la admiración mutua, también pueden convertirse en vínculos profundamente personales.

A Manu Sánchez y Fran Sellers, fundadores de **Laboratorio Nessum,** por su vinculación y apuesta por este proyecto. Durante años faltaron soluciones realmente pensadas para esta fase. Hoy, marcas como Nessum ayudan a cubrir ese vacío con una propuesta más alineada con las necesidades reales de las mujeres.

A **Maje Amorós,** directora de Cableworld Televisión, por tu cercanía y por tu visión de una comunicación diferente: disruptiva, valiente y al mismo tiempo natural. Exactamente como debería hablarse de nuestra transición hormonal.

A la **Dra. Susana Manso,** gracias a tu programa Resetearse he conocido a personas maravillosas. Eres faro y sabes que te admiro profundamente, porque gracias a tus preguntas incómodas sigo creciendo y ajustando mi vida.

A **Mamen Baus,** gracias por tu implicación, tu apoyo constante y por estar presente en este camino de una forma tan auténtica.

A mis amigas de siempre, las del **club de las 7 de la mañana,** tanto para despertarnos como para acostarnos cuando salíamos de fiesta (qué lejos quedaron esos tiempos): **Ángela, Carmen C., Carmen S., Eli, Majo, Mari y Silvia.** Gracias por vuestra confianza, por nuestras conversaciones interminables y por haber sido testigos silenciosas de todo lo que este camino ha supuesto.

Y ahora, uno de los agradecimientos más importantes de este libro.

**A mis pacientes**, con especial cariño para María José, Mamen, Rosa, Ana, Paula, Silvia, Helena y Amparo por sus testimoniales de este libro.

A cada mujer que se ha sentado frente a mí en consulta con preguntas, dudas o simplemente con la intuición de que algo en su cuerpo estaba cambiando.

Todas las páginas de este libro nacieron escuchándoos.

Escuchando vuestros silencios, vuestras inquietudes, vuestras objeciones y vuestra necesidad de entender qué estaba ocurriendo en vuestro cuerpo cuando nadie os había dado aún las palabras para explicarlo.

Gracias por vuestra confianza.

Porque cada conversación en consulta ha sido también una lección y un aprendizaje personal.

Este libro es vuestro.

A mis tíos José Luis y Mari Nieves, Finita y Manolo, a mis primos y mi cuñi, y por supuesto, a mis suegros, Plácido y Pilar, por vuestro apoyo constante, vuestro cariño y vuestra presencia en cada etapa de este camino.

**A mis padres, Rafael y Pilar.**

Papá, gracias por enseñarme mucho antes de saberlo lo que significaba crear algo propio. De niña encontraba refugio en tu imprenta, entre el sonido constante de las máquinas, el tacto del papel apilado y el olor inconfundible de la tinta recién impresa. Allí aprendí, casi sin darme cuenta, que las ideas podían transformarse en algo real cuando alguien se atrevía a ponerlas en el mundo. Quizá por eso hoy, cada vez que huelo a tinta y a papel, inevitablemente pienso en ti. Y tal vez también por eso este libro existe.

Mamá, gracias por tu confianza infinita. Por ser mi paciente cero, por escucharme cuando apenas empezaba a encontrar mi voz como médico y por creer en mí incluso antes de que yo misma entendiera hasta dónde podía llegar. Tu forma de confiar en mí me enseñó algo que ningún libro explica: que detrás de cada idea y vocación siempre hay alguien que te mira con la certeza de que puedes hacerlo.

A mi hermana **Esther**, por esas conversaciones interminables sobre la salud de la mujer que solo nosotras dos entendemos alrededor de la mesa.

**Y, por último, a mi constelación.**

A **David**, mi impulso y mi luz cuando todo se vuelve oscuro. Gracias por sostenerme cuando dudo, por caminar a mi lado en cada proyecto y por recordarme siempre hacia dónde mirar cuando los obstáculos hacen que me plantee dejarlo estar. Nada de esto tendría sentido sin tu presencia. Te amo.

Y a mis hijos, **Andreu y Saúl,** mis estrellas favoritas.

Este libro habla de biología, de ciencia y de la salud de la mujer. Pero también habla de vida.

Y en esa vida, vosotros sois mi centro.

Porque mientras yo busco respuestas para ayudar a otras mujeres a entender su cuerpo, vosotros me recordaiss cada día lo importante:

que la verdadera constelación no está en el cielo. Está en casa.

**Andreu**, mi capitán, ¿sabes cuánto te quiero? (como la trucha al trucho)

**Saúl**, mi BuzzLightyear, hasta el infinito y más allá.

David, Andreu y Saúl os amo.

**Porque al final, toda mujer necesita una constelación que le recuerde quién es cuando el mundo le hace olvidarlo.**

Made in United States
North Haven, CT
04 November 2026

21760269R00117